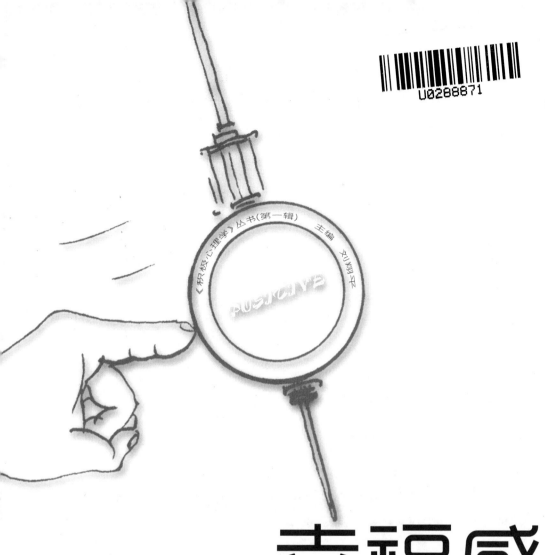

《积极心理学》丛书（第一辑）　主编 苗元江

幸福感

于是 著

江苏教育出版社
JIANGSU EDUCATION PUBLISHING HOUSE

图书在版编目（CIP）数据

幸福感 / 于是著. -- 南京：江苏教育出版社，
2013.3
（积极心理学丛书）
ISBN 978-7-5499-2778-4

Ⅰ.①幸… Ⅱ.①于… Ⅲ.①心理健康－研究 Ⅳ.
①R395.6

中国版本图书馆 CIP 数据核字(2013)第 054222 号

书 名	幸福感
作 者	于 是
责任编辑	赵 明 孙兴春
出版发行	凤凰出版传媒股份有限公司
	江苏教育出版社（南京市湖南路 1 号 A 楼 邮编 210009）
苏教网址	http://www.1088.com.cn
照 排	南京紫藤制版印务中心
印 刷	江苏凤凰通达印刷有限公司（电话 025-57572508）
厂 址	南京市六合区冶山镇（邮编 211523）
开 本	787 毫米×1092 毫米 1/16
印 张	9.25
版 次	2013 年 3 月第 1 版 2013 年 3 月第 1 次印刷
书 号	ISBN 978-7-5499-2778-4
定 价	16.00 元
网店地址	http://jsfhjy.taobao.com
邮购电话	025-85406265，85400774 短信 02585420909
E-mail	jsep@vip.163.com
盗版举报	025-83658579

苏教版图书若有印装错误可向承印厂调换
提供盗版线索者给予重奖

序

积极心理学:当代人的精神救赎

  积极心理学不仅是代表着从对病态心理的研究偏好到对以人的积极心理品质为重要内容的完整人研究的重要学术转向,而且也代表着一种人性高峰和生活理想追求的价值观。尤其针对当代我国社会转型时期精神价值方向的迷失、功利主义和实用主义占主导价值的现状,积极心理学更像一股纯净的清泉,具有荡涤心灵的作用。

  积极心理学所倡导的积极品质原本就存在于人的心灵中,是人类大脑进化的产物,但这些美好的品质由于在物种进化过程中出现得较晚,是人类近几千年进入文明时代的大脑新功能,所以不像焦虑、抑郁、愤怒等消极品质那样具有进化数万年,甚至数十万年的本能性,而是如马斯洛所说的为"似本能"或"类本能",也就是说,是半自动化的或非自动化的、接近中性的、不太强烈的心理品质,很容易受到不利环境的抑制,需要后天挖掘和培养。人类的积极心理品质需要充分安全的环境和相对富裕的物质生活条件才会充分显现出来。消极情绪的本能性对应着特异的行为模式,如恐惧使人逃跑,愤怒使人搏斗,而积极心理的似本能性并不对应特殊的行为模式,如满意和幸福感使人宁静,它们没有引起特殊的行为模式,所以人们不容易认为它们是人类本身具有的心理品质,而是倾向于认为它们仅仅是一些理想主义的传说或者道德说教者的杜撰。人们被经验蒙蔽,更倾向于认为享受、竞争、贪婪、嫉妒、焦虑、抱怨才是真实的情绪和真实的人性,"我多你少"、"我赢你输"的短缺经济学的马太效应才是生命的真谛。200 年前边沁提出的享乐主义的价值观如此深入人心,以至于一些当代人唾弃利他、宽容、感恩、希望、乐观等人性的高级品质和高级需要,人们不知,这些实用主义的和功利主义的价值观不能使人远离动物本性,跟着感觉走不会导致真正的大幸福。

经济发展本身不是生活的目的，更不是什么唯一最高的硬道理，GDP只是实现人的生活全面幸福的手段。如果经济发展了，人们步入小康生活，而抱怨和精神痛苦却日益增加，像富士康公司那样出现了所谓的"十几跳"的自杀现象，经济的发展就不是什么硬道理，而是痛苦之源和罪恶之源了。经济发展的唯一目的是让人们过上幸福的生活，而积极心理学研究发现，这种幸福生活却是一种主观感受和意义感。也就是说，人们仅仅是为主观的某种满意的感受而活着。当然我们也不否认高楼大厦、汽车电脑对于幸福生活的作用，但这些作用必须化做某种人的主观幸福感受来衡量才有其真正的现实意义。

当处于社会转型时期的人们精神空虚的时候，当改革开放时期的人们对人的高级本性出现全面怀疑的时候，当人们面对什么都不信的精神困惑的时候，当代积极心理学应当也有能力提供灵魂的救赎之路。

首先，当代积极心理学具有可信的资料来源，这就是科学方法论的基础。当代积极心理学起源于20世纪90年代的实证研究，是从实验设计、数据的收集中产生的。如赛利格曼的习得乐观就是沿袭了其习得无助的研究成果，是经过反推而精心提出的研究模式。人类历史上有关人的高级本性和什么是高质量的生活曾经产生过不少学说和理论，但大多数与宗教和哲学有关。20世纪50年代，以马斯洛为代表的人本主义心理学曾经就高级人性进行了系统的诠释，可其观点仍然只是停留于论述和思辨，只有当代积极心理学将这种理论和学说置于科学实验的检验之上，也是唯一将对高级人性和心理品质进行科学检验的学科。由于在高级的人性和心理品质领域，思辨和宗教一直占据统治地位，这种被科学检验的理论应当更加容易被当代人所接受，填补精神信仰的空白。因为，当代社会，科学精神深入人心。

其次，当代物质文明极大发展，解决了衣食住行等温饱问题，富裕起来的社会为人积极品质的实现和开发提供了切实可行的条件。基本需要满足的人才能产生高级的需要，才有资格触摸高级的人性。传统社会处于短缺经济学统辖之下，由于生产力低下，不能实现共同富裕，只有遵循竞争法则，我有你没有，我多你就少。由于资源有限，人们追求利益最大化，将有限生命投入到享受中去，最大限度地享受生活。所以，边沁的享乐主义和功利主义成为主流价值观。当代相对富裕的社会满足了人的低级需要和低级本性，满足了生理和安全的需要后，使人们有资格开发高级本性，追求个性化的理想生活目标。经济发达所要求的积极人性与传统竞争社会中的人性不一样，这些积极的品质遵循着物质极大丰富的富裕经济学的原则,使人认识到人性的丰富及人与人之间的合作与联结,从而追求高质量的生活方式。体现为他人很重要,即我好并不妨碍你也好,我积极并不妨碍你积极,我的幸福和宽容并不妨碍你的幸福和宽容,反而是一种相互促进与增进。在高级人性和高级需要层面上,我越是成为我自己,越是实现了这些需要,就同时意味着他人也越是幸福的,越有可能实现了高级需要。高级的人性本质上是利他的、利社会的,是双赢的模式。

那么,这种被科学所检验了的积极心理学宣扬什么样的主要观点呢?说来具有戏剧性,这些人生的高级心理品质和积极情绪及其价值是与中国传统文化相吻合的思想,也是两千年前古人提出过的思想,即追求真、善、美、勇、忍、义、礼、达等高尚人格特点及这些高级需要的行为表达。其目标为:使人成为一个高尚的人、一个纯洁的人、一个脱离了低级趣味的人、一个有益于人民的人、一个乐观的人、一个有创造力和想象力的人、一个有爱心的人、一个宽容的人、一个具有感恩之心的人、一个专注于做事和享受做事过程的人、一个有梦想的人、一个具有抗逆力的坚强的人,总之,具有一切积极美好品质的人。

具体来说,积极心理学关注如下主题,我们的丛书也是围绕着这样的主题来设计的。

第一是积极情绪的作用和规律。传统心理学只重视消极情绪的研究,而积极心理学首次发现了积极情绪的扩展-建构作用,积极情绪使人产生创造性和利他行为,使人加强联结,认知更加灵活,并勇于追求梦想。所以,我们设计了幸福感和积极情绪的力量这两个选题。

第二是积极的认知。积极心理学另一个重要的研究领域是积极的认知,包括乐观与希望,即从积极的角度分析问题、解决问题。乐观侧重于对未来的积极信念和解释,而希望则更加着重把信念与行为、期望与实现期望的途径结合起来,更具有可操作性。结合乐观研究,我们还设计了心理韧性这个选题。心理韧性又叫复元力,主要关注一些人为什么容易从逆境中恢复,这些人具有什么样的特点。这也与积极的认知和积极的应对有关。

第三是积极的关系。积极心理学认为,他人很重要,积极意味着实现和表达人性的善良。这个方面,我们推出了两个重要选题,一个是感恩,另一个是宽容。积极心理学并不是倡导个人享乐与幸福,因为人生的意义并不是享乐与幸福,而是和谐与丰富、有意义和有价值。而人生的积极意义一定离不开他人,人的重要需要都有赖于他人,所以人际和谐是积极心理学最为重要的内容。

第四是美德与优势。积极心理学相对于强调人性病态和缺陷的传统心理学，更加重视人类的优势与美德，主要研究积极的人格特点和行为优势，强调开发人的潜能和价值。所以本丛书也包括人格优势一书，这是国内的第一本有关著作。

本丛书将全面而系统地描述上述这些高雅的、令人圣洁的积极心理学理论。目前，虽然国内出版了一些同类选题的书籍，但与之相比，本丛书仍然具有其特点。第一，目前已有的书，多是翻译国外的作品，虽然原汁原味，但由于缺少国内学者的整合和组织，写作表达风格不一定适合中国的读者。其次，一些国内作者写的通俗书籍过于随意发挥，把个人的观点和思想强加给了积极心理学，不能代表当代积极心理学的研究成果。第三，目前同类书籍缺少系统性，多是从某一主题出发展开论述，不能使人全面了解积极心理学。本丛书正是试图弥补上述不足，以当代积极心理学的研究成果为基础，加上本土学者的理解和思考，力图实现语言和思维的中国化，力图使人们了解积极心理学的思想精髓和全貌。

由于本丛书试图让普通人了解积极心理学观点，所以省去了一些所引用的科学研究成果的来源，但基本尊重原作者的观点，对这些献身于积极心理学研究的学者名字都没有进行任何省略，在此，希望博得学界谅解，并对这些积极心理学的开拓者和研究者表示深深的感谢。

刘翔平

2013 年 2 月于北京师范大学

目　录

前　言

　　幸福是一个日常生活中经常会用到的词。但在心理学领域,幸福的概念是随着积极心理学这一崭新分支的兴起而受到关注的。自从 1879 年科学心理学正式成立以来,心理学的研究就严重地偏向了对于变态心理的诊断和矫治。尤其在二战以后,美国政府为了改善退伍老兵的精神状态而加大对于精神卫生方面的投入,更是强化了心理学作为一种"类医学"的特性。在 20 世纪五六十年代,这种过剩的病态取向之下终于诞生了一股新兴的力量与之较量——人本主义心理学。人本主义心理学强调研究天才,研究那些活的最好的人,为占人口绝大多数的广泛群众如何提升生活的质量提供启示。但人本主义运动终究只是一种思潮,而 40 年后,塞利格曼(Martin Seligman)等心理学家所发起的积极心理学运动则正式将这种思潮转化为一个科学研究领域。积极心理学的研究包括优势与美德、希望与乐观、感恩与宽容等诸多领域,幸福感虽然也是积极心理学的一个研究主题,但似乎还是与其他的主题有所区别,因为"幸福"作为很多人生命中最终所追求的目标,在这样一个学科中占据着特殊的、核心的位置。正如伯克利大学心理系终身教授彭凯平所解释的,积极心理学的另一个名称就是幸福科学。笔者这样理解:从"幸福"到"幸福感",多了一个字,然而其含义却从一个难以捉摸的哲学概念确定为一个科学研究的领域。本书将以幸福感为主题,介绍积极心理学在这方面的研究,并大量结合生活中的案例,尝试着将学术研究的成果以一种深入浅出的方式,介绍给更广泛的人们。

　　本书可以粗略分为三大部分。第一部分起到了引入"幸福感"这一概念的作用:首先第一章介绍幸福感的相关概念,帮助读者了解这一主题的源流,以及与其他容易混淆的概念的区别;然后第二章针对幸福感的重要性、积极心理学研究的价值进行了说明。第二部分是从第三章到第八章,介绍了幸福感的相关因素——包括外部的因素和内部的心理因素——这也是本书的核心部分,汇集了当下积极心理学在幸福感方面的主要研究成果。第三部分即第九章,对本书讨论的内容进行了反思。值得一提的是,本书作为一本以介绍研究成果为主要目的的书,并没有像大众感兴趣的市场上其他的幸福感自助书籍一样专门讨论如何获得幸福感——它主要是一本告诉我们"是什么"、"怎么样",而非"如何做"的书。但是笔者在写作过程中也将相关理念渗透到了书中,相信读者在读过本书之后,也能够对如何获得幸福感有一个大概的了解。

最后,我想对自己写书过程中得到的支持表示感谢。首先,感谢我的导师刘翔平老师对我学术能力和兴趣的培养;也感谢刘老师提供了这样一个机会,能够让我进行新的尝试,拓展自己的能力。我还要感谢父母,是他们在我完成本书的过程中给我关怀;特别是我的父亲对于这个主题也很感兴趣,他的热心也给我提供了动力。此外,还要感谢很多其他老师,例如彭凯平老师、于丹老师和俞敏洪老师,是他们的讲座和课程打开了我写作的思路,丰富了本书的素材。最后还要感谢实验室的师兄师姐和同学们,正是在和他们共同学习的过程中,我经常受到启发,受益匪浅。

于 是

北京师范大学心理学院

1 幸福感是什么

幸福的概念如此模糊，以至虽然人人都想得到它，但是，却谁也不能对自己所决意追求或选择的东西，说得清楚明白、条理一贯。

——康德

在本书的第一章我们首先要做的是把我们要讨论的主题确定下来。像对大多数心理学概念一样，我们也都对幸福感有一个模糊的感觉。在参考了语源学和哲学对于幸福的看法之后，我们对它的心理学定义加以明确。之后我们介绍了如何衡量幸福感。最后，将幸福感与相近的概念加以区分也有助于我们理解它的真正含义。

1.1 历史的考察

1.1.1 幸福的语源学

正如康德所言，像幸福感这样大而抽象的概念往往很难定义清楚。要解释幸福感的概念，离不开对于幸福这一抽象概念的理解。在中文中，幸古文作夲、㚔，小篆的写法是上面一个夭，下面一个屰，从夭从屰。《说文》解释为：吉而免凶。夭和屰都是指不顺的意思，因此负负得正，幸就是指好的事情。福字是形声字，不过在甲骨文中的写法看上去很像两手捧着酒樽，把酒浇在祭坛上，应与祭祀祈福有关。

图片取自汉典网，http://www.zdic.net/pic/zy/jgw/798F.gif

在英语中,表示幸福的词是 happiness,形容词是 happy。这个词也可以表示快乐、高兴。它来源于原始印欧语的词根 hap,表示机会、运气。因此在英文中幸福的含义是从幸运演变而来。现代意义上的幸福一词的用法最早见于文艺复兴时期。比较这两种语言中幸福的概念可以发现,共同的含义包括好运气,免除灾祸,生活的满足和愉快;它们的现在用法都是近代以来才出现的。

1.1.2 幸福的西方哲学传统

要理解幸福的含义,除了参考词源,必不可少的是理解世界上主要哲学传统对幸福的看法。我们在下文会看到,现在的幸福概念基本上是被西方文化塑造出来的,因此我们从西方思想入手。

首先我们看一下犹太教对于幸福是如何看的。犹太教是亚伯拉罕诸教的鼻祖,世界上另外两个最大的一神论宗教——基督教和伊斯兰教——都起源于犹太教。犹太教的幸福观是一种神命论:幸福和奖励来自于顺从神明。在其宗教经典《托拉》(Torah)中,记载着亚当和夏娃因为听信撒旦的诱惑偷食禁果,而被上帝逐出伊甸园,永远丧失了回到幸福家园的权利。从中可以看到,犹太教认为我们应该以一种上帝规定的"正确"方式生活,这样才可以获得幸福。不过总体上来说,失乐园和原罪的概念带有一定的悲观色彩。

到了古希腊时期,人们的思想百家争鸣,苏格拉底强调"未经反思的生活是不值得过的",强调认识自我、认识真理;柏拉图说,"一个不受教育的人还不如不被生下来,因为无知是不幸的根源。"他还提出了著名的"洞穴隐喻":

有一群囚犯在一个洞穴里,他们的手脚都被捆住了,身体也无法转动,只能背对着洞口。他们面前有一堵白墙,他们的身后燃烧着一堆火。在那面白墙上面他们看到了自己以及身后到火堆之间的事物的影子;但是由于他们看不到别的东西,他们以为影子就是世界的真实。最后,有一个人挣脱了枷锁,并且摸索出了洞口,他终于看到了外面的真实世界。然后这个自由的人回到洞穴里面,试图向其他人解释,那些影子其实只是虚幻的事物,并向他们指明光明的道路。但是对于那些囚犯来说,那个逃出去的人似乎变得比之前还要愚蠢。他们向那个逃出去的人宣称,除了墙上的影子之外,这个世界上没有其他的东西了。

通过这个故事,柏拉图试图告诉我们,那些更高层次的生命是能够看到世界真相的生命,我们应当看到现象之后的本质,这样我们才能够更加自由。在这一点上,他和自己的老师很一致:苏格拉底就是为了坚持真理、坚持一种独立思考的精神,而被雅典议会以"渎神"和"毒害青少年"的罪名处死的。

亚里士多德的观点很多地方都和他的老师柏拉图相抵触。德国曾有一位哲学家说，"一个人，天生不是一个柏拉图主义者，就是一个亚里士多德主义者"。同他的老师注重理念不同，亚里士多德更现实主义，因此在他的幸福观中就多了一分脚踏实地。亚里士多德并不是西方哲学史上第一位将幸福作为一个哲学主题加以研究的人，在他之前德谟克利特就提出过，幸福的生活并不取决于命运或者外在条件，更是受到人的心理状态的影响。但亚里士多德或许是最早将幸福视做生命的终极目标，并且发展出一套理论来阐述它的人了；因此，笔者认为他对于塑造西方的幸福观具有奠基性的作用。他在《尼各马可伦理学》中写道，"既然所有的知识与选择都在追求某种善，政治学所指向的目的是什么，实践所能达到的那种善又是什么。就其名称来说，大多数人有一致意见。无论是一般大众，还是那些出众的人，都会说这是幸福，并且会把它理解为生活得好或做得好。"他的现实主义也体现在对于幸福概念的理解上："政治学的目的是最高善，它致力于使公民成为有德性的人、能做出高尚（高贵）行为的人。""……幸福也是人们广泛享有的。因为，所有未丧失接近德性的能力的人都能够通过某种学习或努力获得它。"在亚里士多德看来，幸福是一种合乎德性的活动，是人类灵魂中特有的逻各斯那一部分的实现活动。因此，他认为过着沉思的生活、有智慧的人最幸福；人们在有幸摆脱了物质需要的纷扰、拥有中等财富之后，应当争取过上这样的生活。所谓"合乎德性的活动"实际上表现出了亚里士多德伦理学中的目的论。亚里士多德认为事物之所以存在是因为都有其内在的目的，例如长笛的目的就是被演奏、产生出好听的乐曲，这样长笛的功能就得到了实现；对于人也是同一个道理，人们按照一种德性来生活就是人类的目的的实现，是一件理所应当的事情。

除古希腊三贤之外，希腊也发展出了其他学派。譬如，在现今利比亚的一个地区发展出了昔兰尼学派（the Cyrenaics），其创始人阿瑞斯提普斯（Aristippus）主张，"没有什么事情应当限制人们追求愉悦，因为除了愉悦，任何事情都是不重要的，其中尤其是美德最不重要。"这一观点太过极端，即便是在思想开放的希腊也没有受到欢迎，因此仅仅一个世纪以后就失传了。不过昔兰尼学派应该说是开创了享乐主义思想，这种精神被流传下来，被后来的伊壁鸠鲁学派所继承。伊壁鸠鲁被人们称为"花园哲学家"，据说在他的庭院的入口处有一块告示牌写着："陌生人，你将在此过着舒适的生活。在这里享乐乃是至善之事。"这一学派强调最大的善来自快乐——肉体上的快乐和精神上的快乐。伊壁鸠鲁说过，"快乐是幸福生活的开始和目的。因为我们认为幸福生活是我们天生的最高的善，我们的一切取舍都从快乐出发;我们的最终目的乃是得到快乐"。直到今天,在英语中 epicure 一词的主要意思是"美食家、享乐主义者",而 epicurean 则演化出了奢侈享受的贬义。与伊壁鸠鲁学派正相反,当时芝诺所创建的斯多葛学派则带有禁欲主义的倾向。斯多葛学派认为,唯有达到"道德和智力上的完美"的人——他们称之为"圣贤",才是有道德判断能力的,因此不会受到判断错误或者道德败坏的影响。从这个意义上说,只有那些远离了不道德的事情的圣贤,才是真正自由的,只有他们才能够远离痛苦,远离被邪恶所控制的命运。

基督教发扬了犹太传统的神命论,认为幸福是遵从上帝的旨意,真正的幸福只有在天堂中才能够找到。A. 奥古斯丁(Aurelius Augustinus)是西罗马帝国末期、中世纪伊始的一位重要的基督教思想家,被天主教封为圣人。他是第一位为基督教进行哲学辩护的思想家,对后世思想产生了深远影响。奥古斯丁认同柏拉图的幸福观:"与认识真理和献身真理的快乐相比,一切其他的快乐都不是真快乐。"因此奥古斯丁认为,"在理论哲学上,柏拉图哲学最接近基督教"。只是在基督教的语境下,柏拉图主义被奥古斯丁赋予了更强的宗教色彩,因为世俗的知识和理性被奥古斯丁排除在"真理"之外。奥古斯丁认为,一个人精通一切知识而不认识上帝,是不幸的;相反,不知道这一切而能认识上帝,是有福的。一个人并不因为知识而更有福。所以在他看来,有智慧和拥有上帝是一致的。所谓智慧,就是"通过思想认识上帝,即享受上帝"。人类的幸福来源于一种对于永恒不变的东西的追求,这种永恒就是上帝本身:"寻求上帝就是对至福的羡慕,找到上帝就是得到幸福本身。"寻找到上帝靠的不是理智和认识,而是意志和爱。从这个意义上讲,他和亚里士多德的幸福观并不一致,因为后者更强调人自身的实现,是人本身合乎德性的行为的结果,与更大层面上的意义,即上帝并没有太大关系。

另外可以想见,奥古斯丁是坚决反对伊壁鸠鲁的快乐主义幸福观的,因为伊壁鸠鲁学派所主张的幸福在于人类自身的主观快乐感受,与他人、与"真理"都没有必然联系。相反,奥古斯丁是支持斯多葛学派的观点的,因为他们反对盲目地追求快乐,更重视精神的内在超越,主张一种禁欲的生活。奥古斯丁认为,人们的幸福来自于自我节制,一种生活中"度"的把握:不幸的人是因为生活"无度"。这个观点很像《论语》中所说的"七十而从心所欲不逾矩"的感觉,即幸福是一种免除错误的自由,这种自由是靠着遵从某个超越我们自身的伟大标准而获得的。那么怎样的"度"才合适呢?奥古斯丁认为我们的灵魂所应当遵从的尺度就是上帝,是人类灵魂的创造者,只有上帝才能够提升人的灵魂。因此,按照尺度来生活就是指按照上帝来生活,"拥有上帝"即是幸福。

中世纪后期另外一位著名的基督教思想家是托马斯·阿奎那(Thomas Aquinas)。阿奎那是经院哲学的集大成者,他的幸福观创造性地整合了亚里士多德和柏拉图-奥古斯丁的幸福观传统。从一个大的层面上来说,阿奎那与亚里士多德的观点有相似之处:他们都认为幸福是人类生活的终极目的,并且把幸福理解为人性的客观实现和完善,而不是主观的快乐感。亚里士多德提出的"幸福是灵魂的一种合于完满德性的实现活动"的观点也会得到阿奎那的认同,但是阿奎那并不认为亚里士多德提出的沉思等手段能够达到完满的幸福,因为世俗的沉思活动缺乏一种持久的品质,而且过于依赖外界事物。因此亚里士多德的最高幸福只能是在现世中获得的不完满的幸福。阿奎那认为,"最终的和完满的幸福除了存在于对神性本质的洞见中不存在于任何事物中";对于亚里士多德的"德性"一说,他也提出人凭借自身的能力无法达到至善,只能够依靠神的恩典带来的"神学的德性"。因此,我们可以将阿奎那视为一位称职的神学家,他在将亚里士多德的哲学传统同化到基督教伦理当中做出了很有创见的尝试。

中世纪结束之后,进入了文艺复兴时代,从此西方世界的思想开始解放,结束了长达一千年的宗教禁欲主义。首先是随着东罗马帝国的覆灭,逃亡的学者为西欧的封建国家带来了丰富的希腊-罗马时期的古典作品,而其中的人文主义开始使人们重新反思限制生活、禁锢思想的天主教传统伦理;路德(Martin Luther)所领导的宗教改革主要是基督教义上的改革,宣称信徒可以不用倚靠任何人、任何组织,只要靠自身的信仰就能得到救赎,给个人赋予了崭新的自由。在文艺复兴两个多世纪之后,启蒙运动把这种重视个人幸福的浪潮推向了顶峰。美国学者达林·麦马翁(Darrin McMahon)在其著作《幸福的历史》(Happiness:a History)中指出,我们现代意义上的幸福正是启蒙时代的产物:从那时起,人们不再相信人活着时应当禁欲以追求来世上天堂,而是开始追求现世的幸福。

西方古典自由主义思想就是在这样的社会环境下诞生的。应该说,尽管我们前面讨论了亚里士多德和柏拉图、基督教幸福观之间的区别,但是从一个更大的层面上来看,这些主流思想有一个共同的特点:他们都认为幸福并不来源于单纯的快乐。换句话说,尽管它们并不都带有古希腊斯多葛学派所发展出的禁欲主义色彩,但是它们都是反对享乐主义的。因此,伊壁鸠鲁学派所提倡的快乐主义一直受到贬抑,未能占据人类思想的主流,而这一点到了文艺复兴-启蒙时代终于来了一个一百八十度大转弯:享乐主义终于翻身了。17 世纪英国经验论哲学家洛克

(John Locke)提出了人类自然状态下"趋乐避苦"的心理倾向,他认为因为外界事物作用于人的感官,引起了人们的各种情欲和感受,才引起了人们的苦乐感。他宣称幸福就是快乐,"极度的幸福就是我们所能享受的最大的快乐。"他认为快乐和痛苦相对应,快乐的情感包括爱慕、欲望、欢乐、希望等,而痛苦的情感包括憎恶、悲痛、恐惧、失望等。欧洲大陆的莱布尼茨支持了洛克的理论:"幸福就其最广泛范围而言,就是我们所能有的最大快乐,"莱布尼茨写到,"幸福是一种持续的快乐……幸福可以说是通过快乐的一条道路,而快乐只是走向幸福的一步和上升的一个阶梯。"

洛克的思想直接导致了后来功利主义哲学的发展。英国哲学家边沁(Jeremy Bentham)是功利主义的创建者,他坚信快乐体验的获得和痛苦体验的免除是唯一有价值的事情,而且各种不同的行为都可以归结为同样的快乐感。也就是说,小孩子玩泥巴和诗人创作所体验到的感受只有快乐感的量的区别。为了计算这个量,他还精心设计了快乐的量的计算方法。在他看来,有七个因素影响到痛苦或快乐的价值:感觉的强度、持久性、确定性、时间上的远近、先后顺序、纯度、范围大小。边沁认为,可依据这些因素,对于某个行为首先产生的快乐或痛苦的价值进行计算。其次,对于那个行为的初次快乐或痛苦以后产生的每一快乐或痛苦的价值进行计算。最后,总计所有快乐的一切价值和所有痛苦的一切价值,将这两个方面加以衡量,如果快乐的量大于痛苦的量,"就将使该行为对于该个人的利益总的说来有好的趋势;如果痛苦的一边为重,该行为总的说来就有坏趋势"。而且,这一规则不仅仅适合个人行为,也适合于判断一个社会事件、一项法律或者一项政策是否正确,因为"善"就是能够使得一个集体的总的快乐的量大于痛苦的量。个人和社会的幸福都可以通过这种感觉的计算的累加而得到。这一原则常常被人们总结为满足"最大多数人的最大利益"(the greatest good for the greatest number)。

不得不说,边沁的幸福观相当极端,以至于被人们讥笑为在污泥里取乐的猪的哲学。这一点也得到边沁的学生密尔(John Stuart Mill)的赞同。密尔尽管从边沁那里继承了功利主义,但是他受到了亚里士多德的古典人文精神的熏陶,因此无法忍受边沁理论中赤裸裸、冷冰冰的机械的幸福观,决心将其改善。可以说他的思想在某种程度上是他老师的思想向传统人文主义的回归。如果说边沁的理论象征着一头野兽终于挣脱了中世纪的枷锁,那么密尔就是驯化这头野兽,让它更加符合人性的一种尝试。密尔实际上背离了严格的功利主义,因为他不是以快乐作为最终的标准,而是以幸福这样一个包含着快乐和其他众多成分的内涵丰富的概念取而代之。具体说来,密尔的一大创见就是扬弃了边沁一概而论的快乐观念,提出了快乐不仅仅有数量上的区别,也有质的区别。密尔写到,"承认某些种类的快乐比其他种类更惬意并更可贵这个事实是与功用主义十分相符合的。我们估计一切其他东西的价值的时候,都把品质与分量同加考虑。"因此,最大的幸福就是"一种尽量免掉痛苦,尽量在质和量两方面多多享乐的生活。"密尔的人文情怀还体现在他对于道德情操的强调。例如,指出快乐有质的区别,即我们的快乐有高级快乐和低级快乐之分,这样一个论断随之而来的问题就是什么样的快乐才是高级的。密尔在这个问题上给出的答案是,一个"有资格"、"有教养"的人,在体验了两种快乐之后,会自然而然地偏好其中的一种,那么这种快乐在品质上就是更具优越性的一种。因此,我们可以看到经过密尔修正的功利主义幸福观更加接近于我们的日常体验。

至此为止,我们已经讨论了西方思想界对于幸福的主要看法。吉姆·霍特(Jim Holt)在对前面提到的麦马翁所著的《幸福史》的书评中不无嘲讽地指出,人们幸福观演变的历史可以总结为一系列简单的等式做成车贴贴在车子后面:"幸福=运气"(荷马时代),"幸福=美德"(古典时代),"幸福=天堂"(中世纪),"幸福=愉悦"(启蒙时代),"幸福=一只温暖的小狗狗"〔现代,语出史努比的作者查尔斯·舒尔茨(Charles Schulz)〕。这一总结无疑是非常简化的,但是也可以看做对于幸福的哲学渊源的有趣回顾。应该说,现在西方世界的幸福观可以找到上述各种思想的影子。当然以上各种思想并非同等地受到重视,近现代的思想倾向对我们的生活有更强的影响,因此西方所宣扬的普世价值更多地偏向自由主义。正如美国《独立宣言》中所说的,每个人都有"生命、自由以及追求幸福"的权利,这一宣言实际上就是建立在洛克的"自然权利"的概念之上的:洛克提出了几种自然权利,其中就包括生命、自由和财产权,而美国的开国元勋杰弗逊创造性地用"幸福"代替了财产。从这份文件中可以管窥文艺复兴以来的思想如何塑造了我们现在的幸福观。

其实这一"主流"的幸福观不仅仅限于西方,而且流行到全世界。我们中国自古以来就有着丰富的文化积淀,对于什么样的生活是值得过的自然有一套自己的看法,但是笔者认为经受了西方入侵、"文化大革命"和改革开放等近代史的洗礼或者说是折磨,中国传统文化中的幸福观在大众的生活中已经失去了应有的地位,以至于主导着我们生活的幸福观主要来自于上述的西方思想。尤其是在心理学,这一诞生在西方实证主义背景下的科学领域中,对于幸福的研究方法就更是采用了西方的范式,很少有我们传统的思想在里面。但是笔者认为有必要对于中国传统的幸福观进行考察。究其原因,第一是因为本土化是心理学的一个进展方向,要在世界学术界中发出自己的声音,我们就必须要回头去参照我们老祖宗留下来的精华。第二,是因为现代西方学术研究的范式,日常经济政治生活以及整体的思想发展同样开始遇到困境,因此西方人也在向东方寻找智慧。例如,"正念"是一种新近发展出来的心理治疗技术,它从禅宗的冥想中吸收了很多内容。笔者曾经参加过正念疗法(Mindfulness-Based Stress Reduction,MBSR)创始人卡巴金(Jon Kabat-Zinn)教授在北京开办的工作坊,在工作坊中他说自己很惭愧,作为一个美国人来到中国给中国人讲从禅宗、道教等思想中发展出来的技术。因此我们应该珍惜并且挖掘自己的传统文化,否则我们就会看到更多的外国人来到中国为我们讲中国的传统文化的奇特场面。

1.1.3　幸福的中国传统

根据前面所讲的,幸福这个概念在西方是由亚里士多德奠基的,之后经由各个时代的思想家的发展,最终被启蒙运动造就成今天这个样子。可以说从亚里士多德之后西方哲学家就都要探讨这个概念,因而形成了百家争鸣的场面。然而在中国是完全另一番景象。且不说在各个时代的古籍中幸福的相关概念出现很少,几乎没有过系统的论述,而且"百家争鸣"的场面就更是难寻了——自秦汉之后,儒家思想就在中国占据了统治地位。因此,我们下面不按照时间顺序,而是按照中国思想的三大流派——儒、道、释,对我们民族的传统幸福观做一个简单介绍。

笔者认为,儒家的幸福观最强调的是有道德的生活,这一点有些像亚里士多德。其实儒家并不反对享乐。例如,孔子说过,"邦有道,贫且贱焉,耻也;邦无道,富且贵焉,耻也。"这句话就是说,一个国家,政治安宁、百姓安居乐业之时,如果作为一个个人仍然贫贱,这和国家动荡、百姓流离失所之时自己一个人享尽荣华同样都是不光彩的。但是对于感官的享受,孔子也提出了高低之分,强调了享乐之中的道德成分。例如他说,"益者三乐,损者三乐。乐节礼乐,乐道人之善,乐多贤友,益矣。乐骄乐,乐佚游,乐宴乐,损矣。"有益的快乐是礼乐、交游等高尚的活动,而飨宴、骄奢则是有损情操的快乐。又如《论语·述而》中记载的"不义而富且贵,于我如浮云",《孟子·告子上》所述的"舍生取义",都是强调了"道义"的重要性。另外我们都熟悉的一句话"君子坦荡荡,小人长戚戚"也是出自《论语》,这句话就强调了人格、道德的因素(君子-小人)对于情绪、幸福感的影响,也就是说一个情操高尚的人能够过上更加幸福的生活。

除此之外,儒家的价值观还有一个非常重要的特点就是重视人际关系,强调"天伦之乐"。孟子说,"君子有三乐,而王天下不与存焉。父母俱存,兄弟无故,一乐也;仰不愧于天,俯不怍于人,二乐也;得天下英才而教育之,三乐也。君子有三乐,而王天下不与存焉。"这几句话是说,君子有三种快乐,和征服天下没有关系:第一乐是父母兄弟都健在,第二乐是不愧对天人,第三乐是教育天下的好学生。父母、兄弟的家庭关系和师生之间的关系在儒家占了很重要的位置,一直到今天的中国社会也是如此。孟子还说过"天时不如地利,地利不如人和";后来范仲淹也写出过"先天下之忧而忧,后天下之乐而乐"的名句,都是强调了一种超越于个人之"乐"的水平的更高层次的集体幸福、社会和谐的重要性。

昔者海鸟止于鲁郊,鲁侯御而觞之于庙,奏九韶以为乐,具太牢以为膳。鸟乃眩视忧悲,不敢食一脔,不敢饮一杯,三日而死。此以己养养鸟也,非以鸟养养鸟也。夫以鸟养养鸟者,宜栖之深林,游之坛陆,浮之江湖,食之鳅鲦,随行列而止,委蛇而处。彼唯人言之恶闻,奚以夫说说为乎!咸池九韶之乐,张之洞庭之野,鸟闻之而飞,兽闻之而走,鱼闻之而下入,人卒闻之,相与还而观之。鱼处水而生,人处水而死,彼必相与异,其好恶故异也。

以上是取自《庄子·至乐》中的一个小故事,讲的是从前有一只海鸟飞到鲁国,鲁国国君把海鸟接到太庙里面喝好酒、听美妙的音乐,还喂它吃牛、羊、猪肉滋补,结果海鸟三天就死掉了。对于鸟儿来说,幸福就是栖居于深林之中,游戏于水洲之上,浮游于江河湖泽,吃小泥鳅、跟着鸟群活动。吵闹的音乐本来是能够将鸟儿赶走的,人们却按照自己的喜好强加之上。从这个故事中我们可以看出道家的幸福观强调一种主观的感受,我们每个人都有自己独特的幸福,就像鸟儿一样。道家认为,万物的本然状态就是最好的状态,顺其自然之性,合乎"道",就能得到幸福。《庄子·天道篇》说:"夫明白于天地之德者,此之谓大本大宗,与天和者也;……与天和者,谓之天乐。"庄子还指出了很多人之所以不幸福,就是因为没有倾听内心的声音,人云亦云,去追求外在的目标:"夫天下之所尊者,富贵寿善也;所乐者,身安厚味美服好色音声也;所下者,贫贱夭恶也;所苦者,身不得安逸,口不得厚味,形不得美服,目不得好色,耳不得音声。若不得者,则大忧以惧,其为形也亦愚哉。"这种状况即便在今天也是非常恰当的描述:很多人就生活在买不了大房子、吃不上美味、穿不上华服、看不到美人、听不到音乐的"忧惧"之中。庄子认为幸福就是摆脱了这些外在的追求,过一种自适的生活,所谓"逍遥"是也。在《道遥游》中，大鹏并不自以为比小鸟更高贵，小鸟也不羡慕飞在九天之上的大鹏，所以尽管不同的生命差别甚大，但是他们都有自己的幸福——"大小虽殊，逍遥一也"。在如何获得幸福这一问题上，道家也认为应当"无为"、"知足"。《老子》中说，"祸莫大于不知足，咎莫大于欲得，故知足之足，常足矣"。庄子说，"祸兮，福之所倚；福兮，祸之所伏。""安危相易，祸福相生，缓急相摩，聚散以成。"这些都说明了幸福的获得来自于适应一种天人的规律——"道"，而不是单纯地努力追求的结果。

在梵文中，幸福写作"sukha"。根据佛教，幸福（sukha）的真义就是断除贪、瞋、痴三毒，从而获得涅槃。用我们现在的话可以简单地表述成过上一种正当的、有道德的生活，从而使人不再受制于贪婪、愤怒和愚昧，因而可以达到身心健康。那么这种有德的生活应当是什么样子呢？佛经中不止一处给出了答案。例如，佛教中的"八正道"就是对于这种正当的行为和生活方式的一种指导：正见、正思维、正语、正业、正命、正精进、正念、正定。这八条包含了从思维方式、说话内容到职业选择、努力奋斗等人生各个方面的态度的要求，佛教认为一个人如果按照这八条方法去修行，就可以由"凡"入"圣"，也就是从苦难的此岸渡向幸福的彼岸。这八条又被总结为"三无漏学"，即"戒、定、慧"。戒，即持戒，是指戒除身心欲望；戒能生定，由于戒除了欲望，因此人们能够更好地获得内心的安定，从而断除"瞋"毒；因定发慧，由于内心的宁静，人便愈加有智慧，因此可以不受愚昧之苦。可以看出和道教相类似的一点就是也强调戒欲、知足："若欲脱诸苦恼，当观知足。知足之法，即是富乐安隐之处。知足之人，虽卧地上，犹为安乐。不知足者，虽处天堂，亦不称意，不知足者，虽富而贫；知足之人虽贫而富，不知足者，常为五欲所牵，为知足者之所怜悯，是名知足。"在《华严经》中，我们还可以看到"六和敬"，这是一种使僧侣在集体生活中达到和乐清净的行为模式，具体说来就是"身和同住"（行为礼敬）、"口和无诤"（语言和谐）、"意和同悦"（善心交流）、"戒和同遵"（法制平等）、"见和同解"（思想统一）、"利和同均"（经济均衡）。其实"和"绝非只出现在此处，而是渗透到中国文化中的一个重要思想，在儒、道两家的思想中也可以找到很多的呼应。

可以看出，尽管儒、道、释是三种源流不同的意识形态，但是将它们拿到世界舞台上和西方思想进行比较，就可以看出在一个更高的层次上，它们的幸福观有着一些相似之处。例如大致说来它们都强调了人内心的品性对于获得幸福的重要性。这种内心的品性，在儒家看来是"仁义礼智信"，在道家看来是顺乎天地之道,在佛家看来是"八正道"。这样说来,中国其实从来都没有产生过类似于西方意义上的"享乐主义",这是很有意思的一件事。但是在今天的中国,物质主义已经泛滥成为社会的主流价值观,这不得不说是受到西方文化的影响。另外,传统的幸福观强调人的品质,这也反映了中国人"天人合一"的思想。"追求幸福"作为一个来自西方的概念,恰恰体现了西方人对于幸福"求之于外"的倾向。西方文明从根本上讲来源于古希腊,是一种航海文明,因此他们容易将自己的欲求对象化——在他们的自我建构中幸福就是征服自然,因此才有了发达的数学、科学。相比之下,中华文明是建立在农耕基础之上的,我们的老祖宗从文明伊始就知道了要想幸福就要看老天爷的眼色。因此在我们的文化中,一种幸福的生活就是与大自然和谐相处。既然外不可求,幸福的来源就更多地需要求之于内,因此强调人的德性就一直处于我们文化中的重要位置。这应该说是我们继承下来的独特智慧。

1.2 现代心理学中的幸福感

从"幸福"到"幸福感",体现了将哲学问题放到心理学这一门实证科学中进行研究的努力。在这一过程中,必然涉及衡量幸福感的程度的问题。量化的过程总是与相互比较密不可分,因此衡量幸福感的思路便有着横向与纵向的比较两种思路。英国经济学家亚当·斯密(Adam Smith)说过,穷人的幸福感与富人的幸福感相比没有优劣之分,他的观点代表了经典的功利主义思想下对于幸福感的看法,即各种幸福感本质上是同质的,所以才有可能简单地做加法,才能够计算出"对于最大多数人的最大快乐"。

1.2.1 主观幸福感

正如积极心理学家索尼娅·柳博米尔斯基(Sonja Lyubomirsky)所说,"尽管每个人幸福感的来源不同,但大多数人知道自己是幸福还是痛苦"。当代的积极心理学对于幸福感的测量传承了斯密的观点,基于自我报告的幸福感加以横向比较。应用最广泛的测量手段之一是美国心理学家埃德·迪纳(Ed Diener)开发的幸福感测量,这一测量是基于迪纳所提出的主观幸福感(subjective well-being, SWB)的概念。主观幸福感包括了生活满意度——人们对生活中各个重要方面的评估,例如对工作、健康和情感关系方面的评估;同时,还包含人们的情感,比如欢乐、激情等积极情感和愤怒、悲伤、恐惧等消极情感。在迪纳给出的SWB量表中,就包含了生活满意度和积极-消极情绪两个分量表,如以下 A、B 两个分测验所示。

测试 A:生活满意度量表

以下 5 种说法你可以选择同意或不同意。请根据下列几种标准进行回答,并将正确的数字编号填写在各项前面的横线上。请确保你的答案真实可靠。

非常同意	同意	基本同义	中立	基本不同意	不同意	强烈反对
7	6	5	4	3	2	1

_____大多数情况下,我的生活接近理想状态。

_____我的生活状态很好。

_____我对自己的生活感到满意。

_____到目前为止,我已经得到了我认为生活中最重要的事物。

_____如果我可以再活一次,我不想改变任何事情。

测试 B:积极与消极情绪

请回忆一下你在过去 4 周所做的和经历过的事情,然后利用下列标准对你所经历的每种感情进行衡量。选择数字 1～5,并将其填写在各项情感对应的横线上。

非常罕见或从未发生	很少发生	有时	经常	时常或始终
1	2	3	4	5

题 号	情 绪	分 数	题 号	情 绪	分 数
1	积极		9	不快乐	
2	消极		10	快乐	
3	好		11	悲伤	
4	坏		12	愤怒	
5	快乐		13	害怕	
6	满足		14	钟情	
7	感兴趣		15	沮丧	
8	有压力		16	欢喜	

要知道自己测量分数的详细解释,请参照书后附录。

1.2.2 其他衡量幸福感的思路

除了 SWB 之外,也有研究者提出了其他测量幸福的方式。例如,赖夫(Ryff)等研究者认为,SWB 过于注重个体的主观感受,因此其哲学背景是基于享乐主义传统的。因此,他们基于 eudaimonism(经查,这一词暂无统一而确切的中文翻译。它来自希腊文的 eu+daimōn,也就是好+精神,通常被英语学者翻译作 happy,welfare,但也有学者指出应翻译为 human flourishing,也就是欣欣向荣更为精确)。提出了"心理幸福感"(psychological well-being, PWB)的概念,强调个体心理功能的发挥,对生活的控制感、意义感,人际关系的健康程度。可以看出,他们的研究是来源于亚里士多德的幸福观。前面提到过,亚里士多德的伦理学秉持一种"目的论",强调人的幸福来源于做他应该去做的事情,发挥他应有的功能。因此,一个人的心理幸福就应当是他的心理功能能够正常地运行。相应地,他们也编制了心理幸福感问卷。但使用 SWB 的研究在迪纳等人的带领下已经火热地进行了很多年,在世界各地都得到了丰富的相关研究成果,所以已经成为了幸福感研究中的主流。

尽管目前积极心理学测量幸福感的研究范式基本上都是横向比较,但是横向比较的合理性并非不可置疑。2011 年初,总部设在巴黎的经济合作与发展组织(Organization for Economic Co-operation and Development, OECD)公布了俗称幸福指数的"更好生活指数"(Better Life Index),根据 11 项评比指标,在其 34 个会员国中,澳大利亚、加拿大及瑞典名列最快乐的国家前三名。随后不久,朝鲜中央电视台也公布了自己的《世界各国国民幸福指数》,其中排名第一的国家是中国,幸福指数达到了满分 100 分;紧随其后的是朝鲜,达到了 98 分;随后的几名是古巴、伊朗、委内瑞拉这样的民主自由程度比较低的国家;而美国则以 3 分位列 203 个国家中的末尾。笔者曾经怀疑过这个调查的真实性:这个结果能够被朝鲜百姓接受吗?它是否仅仅是政府的宣传手段呢?身边曾经去朝鲜游览的人说,平壤街头的市民精神状态比较好,而且根据笔者身边的朝鲜留学生的言行,也可以看出他们对自己的国家很多方面还是骄傲的。2011 年末朝鲜最高领导人金正日去世,民众集体痛哭的震撼场面也使我开始相信,他们确实是生活在领袖的光环之下,相信自己生活在优越的社会中,相信自己生活的幸福。

按照斯密的论断,应该说朝鲜人的幸福感和瑞典人的幸福感没有优劣之分。事实果真是这样吗?金正日去世后一位朝鲜"脱北者"(意为逃离北朝鲜的人)在

社交网站上和中国网友进行交流,下面是截取的一段问答:

问(网友):想知道你的梦想是什么?

答(脱北者):去纽约生活。美国是世界上最发达的国家,朝鲜差不多是相反,所以要去。

问:那您为什么要去美国?美国在您心目中是什么样的形象呢?民主、自由?

答:大概是对美国生活的向往吧。你们不是也想吗?

问:谢谢您的回答。我很好奇,能冒昧继续问到底吗?向往什么?方便具体说吗?

答:更自由的、民主的、丰富的生活。

可以看到脱离了朝鲜,看到了外面的世界,人的思想会发生根本性的变化。脱北者甚至也称:"资本主义好,我在网上看到美国的视频,很好";"社会主义也许根本就是个错误"。或许正像英国哲学家约翰·S.密尔(John Stuart Mill)指出的,看上去相同的快乐体验可能会有本质上的差距:当我们经历了不同的快乐之后,我们会自动地被更高级的快乐所吸引。"做一个不满意的人优于当一头满意的猪,做一个不满意的苏格拉底优于当一个满意的笨蛋,如果猪和笨蛋对此有不同意见,那只是因为他们只能用自己的视角看待这一问题"。密尔的这段话说明,或许为了衡量幸福感,将SWB为首的心理测量的自我报告结果加以比较,这一方式可能并不完美,还需要其他方法的补充。

1.3 幸福感与单纯快乐、积极情绪

1.3.1 幸福感与单纯的快乐

先来看这样一个故事:

一个冷血的歹徒死后,见到了天使。天使告诉他,可以满足他的任何要求。歹徒感到难以置信,于是说,我要进入天堂。天使满足了他的这个愿望。歹徒的任何梦想都能够在瞬间实现:有金钱珠宝、珍馐美食、绝色美女在身边,不亦乐乎。可是慢慢地,这种生活让他感觉有些无聊,于是他开始向天使抱怨道,这种生活一点挑战性都没有。天使回答道这里什么都有,就是没有事情做。歹徒越来越不开心,终于有一天他耐不住了,向天使说他想要离开天堂:"就算是去地狱,我也要离开这里。"忽然之间,天使的面容狰狞起来,变成了魔鬼的样子:"你早就在地狱了。"

幸福感觉不是单纯的快乐，也不等于积极心理学研究的积极情绪，这就是为什么迪纳在其 SWB 测量中加入了生活满意度和精神富裕程度两个指标。单纯的快乐可能是致命的，这不仅仅出现在上面的寓言故事中，而且得到了心理学实验的支持。20 世纪 60 年代，神经生理研究发现了老鼠大脑的"愉快中枢"。因此研究者们将一根很细的探针插入到"愉快中枢"中，每次老鼠按压一个控制杆，就会有轻微的电流通过，刺激该区域。结果这些老鼠即便已经非常饥饿，也不去按压旁边的另一根杆去获取食物，最后竟然饿死了。在这个实验中，老鼠对电刺激产生了强烈的渴求，但是其满足这种渴求的方式又加强了这种渴求：每按一次，都是对已有连结的强化，都会提高神经满足的阈限，增加生理依赖性，以至于下一次更加努力地按压控制杆以获取电流刺激，进入了一个恶性循环，直到老鼠累死、饿死为止。

在《幸福的方法》一书中，本沙哈尔(Tal Ben-Shahar)提出了四种人生模式。

第一种模式是"汉堡包"，好吃但是典型的垃圾食品，比喻享乐主义、及时行乐、逃避痛苦。电影《颐和园》中女主角余虹的一段话或许可以代表这种价值观：

现在，无论是工作还是生活，贫穷都和我紧紧相连，条件十分艰苦。可以看出，为了欲望和浪漫天性，我的确付出了代价……但是，生活再艰难，我也不会失去活下去的勇气。像我们这样的人，注定是这样的命运。

第二种模式是"健康食品"，无法满足馋欲，但是有利于身体健康，比喻在生活中忙忙碌碌追求成功，却无暇享受当下。现代社会物质主义横流，不去享受的例子可能比较少见，但是太多情况下人们的享受并非满足自身的本真需求，而是被社会文化异化的需求。就像《公民凯恩》中，男主角奋斗了一生，得到了金钱、权力和女人，但在最后死的时候，占据他心头的却是一个儿时纯真的梦。

第三种模式是不好吃的汉堡包，既无法满足当下需求，又对长期的健康无益，比喻对于生活失去了欲望和希望，丧失了活下去的动力的"虚无主义型"。很明显，这一类人面临着最严重的心理危机。

·在沙哈尔看来，幸福感来源于将现时的感受和行为整合到整体的人生当中去，他们能够享受当下所从事的事情，同时通过目前的行为，可以获得更加满意的未来。这样的生活状态就称做"幸福型"，为第四种模式。下图就代表了沙哈尔的分类。

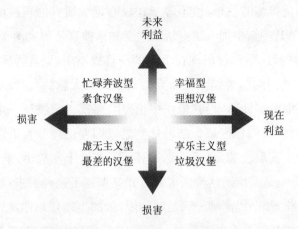

图片引自《幸福的方法》,泰勒・本-沙哈尔著,第 14 页

1.3.2 幸福感与积极情绪

积极情绪是积极心理学的一个研究领域,和本书所介绍的幸福感也有所区别。首先,积极情绪领域的研究更加精细和深入,例如著名的积极心理学家芭芭拉・弗雷德里克森(Barbara Fredrickson)提出了 10 种积极情绪:喜悦、感激、宁静、兴趣、希望、自豪、逗趣、激励、敬佩和爱,而幸福感则只针对这一个概念,研究其相关因素。第二个区别同上面讲的快乐和幸福感的区别类似:幸福感虽然是一种感受,但并不聚焦于当下,这可能是与情绪研究的差别所在。研究显示消极情绪对于个体是有必要的作用的:著名的耶克斯-道德森(Yerkes-Dodson)曲线告诉我们,在有适当压力的情况下,个体的工作效率达到最高峰。在一项对工作环境的研究中,研究人员发现积极情绪会激发人的创造力,但那些同时体验到积极情绪和一定程度的消极情绪的雇员,其创造力是最强的。确实,我们在努力工作和学习的过程中经常能够体验到积极情绪和压力共存的感受。这个道理也可以类推到社会层面上:我们都知道失业率标志着一个社会的劳动力在多大程度上被浪费,因此高失业率是我们都不愿看到的一个现象;但是一个完全没有失业的社会也并不健康,因为那可能代表着这个社会的工业结构没有足够的革新力量。一些人从旧的工业中撤出,转移到那些能够满足社会的新需求的工业中去,这在一个不断发展和进化的社会中是不可避免的;在一个完全计划的经济中,这种失业可能会降到最小,但是这个社会自身的活力可能就不那么强。

回到我们个人心理中的情绪问题上来。芭芭拉・弗雷德里克森指出,积极情绪:消极情绪的配比阈限值为 2.9∶1,只有超过这一比率个体才能够达到欣欣向荣的状态;婚姻心理学专家约翰·戈特曼(John Gottman)也提出,在欣欣向荣的婚姻中,该积极率为5∶1,而低于1∶1的婚姻将会枯萎。但无论是3∶1还是5∶1,分母上的那个1都是不可缺少的。正像弗雷德里克森所说的,积极率不能无限地高下去,11∶1是一个上限值,因为消极情绪也是欣欣向荣的生活的重要组成部分,它让你脚踏实地。20世纪20年代的一项研究可以支持弗雷德里克森的这个观点。当时,路易斯·特曼(Lewis Terman)研究了许多极富天分的孩子,为纪念特曼,这些小天才被称为"特曼人"。多年后,研究人员又找到这群特曼人——这时他们当中很多人已经不在人世了——并且想知道他们的生活过得如何。令人吃惊的是,他们发现最快乐的特曼人寿命最短。总体上来说这些天才们都很快乐,因此研究人员对比的实际上是这一群体中"很快乐"的个体与"极其快乐"的个体。或许是少了消极情绪的约束,这些"极其快乐"的个体更加无惧,从而更容易从事危险行为,比如酒后开车等等,亦或是他们神经大条而不关注自己身体上的不适,从而更容易错过疾病的最佳治疗期。当然,这些都只是猜测,但是无疑消极情绪在我们的生活中也占有着重要角色。

最近兴起的第三代认知行为疗法也能够帮助我们了解幸福感和积极情绪之间的区别。第一代认知行为疗法是行为疗法,第二代认知行为疗法是认知行为疗法,这些疗法都是控制取向的——简单地说,就是为了达到某种心理与行为的效果,塑造个体与环境的S-R连结。然而第三代行为疗法扬起了"接纳"的大旗:他们认为,很多情况下是"不接纳"扩大了我们生活中的痛苦,使痛苦转变成为折磨。套用ACT创始人史蒂芬·海耶斯(Steven C. Hayes)著名的棋盘比喻,我们不是我们的积极情绪,我们也不是我们的消极情绪。我们应当作为一个棋盘,静观积极情绪的白子和消极情绪的黑子之间的博弈。白子获胜时我们会高兴,但黑子获胜时我们也应当接纳,因为对于自身的情绪我们多半无能为力,再多的挣扎只会带来给自己的折磨。类似的比喻还有把自己想象为大海,大海能够包含自身所有的波浪,不论波峰还是波谷。这种接纳的哲学是否恰当我们暂且不论,但我们确实很多情况下容易陷于自身的情绪,而真正的幸福并不是被自身的情绪所控制,而是要做我们情绪的主人。

不过话又说回来,在本书中你将发现在很多情境下积极情绪、快乐和幸福(感)这三个词是不加以区分地通用的。毕竟,积极情绪尽管不是幸福感的全部,但在大多数情况下,它构成了对我们幸福感的很大贡献。积极情绪方面的研究很多都非常具有启发性,能够告诉我们一个充满活力的心理状态与哪些因素相关。

而快乐和幸福,在英文中本就是一个词——happiness,因而现代汉语中的这两个词在西方人那里是同源的。

本章小结

本章介绍了幸福感这个概念。从它的哲学渊源上说,我们现在所说的幸福感是启蒙运动塑造而成的。从古希腊开始,西方的幸福观经历了不断的变化;然而对于中国文化来说,对于幸福这一概念的讨论非常有限,我们只能够从儒、道、释三种文化传统的经典中挖掘到一些类似的表述。

现代的幸福观相对强调个人的主观感受,这与启蒙运动所发扬的享乐主义有很大关系。这种幸福观在现代积极心理学中具体表现为迪纳等人的主观幸福感(SWB)研究——应用主观幸福感测验进行的研究已经覆盖了世界上很多国家和地区,得出了大量结论。除了 SWB 还有其他的一些幸福感测量也值得我们去考虑。

尽管幸福感的概念来源于享乐主义传统,但是幸福绝不仅仅就是快乐。如果单纯地追求快乐,我们会发现自己并不能得到自己理想的生活。积极情绪是积极心理学中另一个研究领域,我们也看到幸福感并不等于积极情绪,而是一个更加高级的概念

II 为什么需要幸福感

> 人类刻苦勤勉的终点就是获得幸福，因此才有了艺术创作、科学发明、法律制定以及社会的变革。
>
> ——休谟

在上一章中我们从不同人的不同角度，并且通过相关概念的区分，了解了幸福这一概念的含义。那么幸福对于我们生活的意义到底是什么呢？我们提出这个问题并不是要诘问我们的生活为什么需要幸福，就好像如果幸福不给我们带来什么明显的好处我们就弃之不顾一样。相反，上一章中介绍了古希腊哲学家亚里士多德的观点："幸福是生命的意义和使命，是我们的最高目标和方向。"在他看来，幸福是一个自足的目的。两千年后，德国哲学家康德（Immanuel Kant）也有类似的说法：幸福这一目标应该构成的是人类道德的"定言令式"（categorical imperative），即一种绝对的、无条件的、在任何情境下都应使我们去追求的目标，它足以构成自身的目的。

尽管如此，我们不可忽视的是常识告诉我们似乎不幸福的人也大有人在，古今中外有数不清的不幸福的名人的事迹。屈原为国鞠躬尽瘁，最终因谗言而政治理想破灭，含恨投于汨罗江；荷兰画家梵·高早年就曾因悲痛而割掉一只耳朵，后流浪于法国，孤苦一人，在精神失常中结束了自己的生命。这些人的经历都是不幸福的。不过，不可否认的是这些事例在某种程度上对于我们具有某种吸引力——至少笔者本人曾经就幻想过，像梵·高一样为了艺术上的理想甘愿承受孤独，然后让后人来发现自己的价值，这样的生命也是有意义的。但是读过本章你大概就会了解到，或许屈原那种深入骨髓的爱国主义和梵·高的悲剧英雄式的浪漫主义能够成为我们生命的一种选择，但我们在做出这种这种牺牲幸福感的选择之前，至少应该知道为了这一选择我们失去了生活中的哪些美好的事物。本章就将从积极心理学研究的角度，介绍幸福感给我们生活带来了哪些积极的影响。

2.1　幸福感建构人的心理资源

2.1.1　幸福感打开我们的思路

弗雷德里克森是积极心理学的领军人物之一,她提出了有关积极情绪的功能理论,这一理论使她赢得了 10 万美元的"坦普尔顿积极心理学奖"。在弗雷德里克森看来,积极情绪的功能在于扩展我们的思维:当我们心情好的时候,我们更能够接受新事物,思维更活跃。这种思维的开放性是有其进化意义的:那些接受了更丰富事物的个体才能够储备更多的心理资源,从而能够应对未来不确定的挑战。下面介绍几个实验,用来说明积极情绪的拓展-建构功能。

首先,积极情绪让我们的眼光更加开阔,更容易注意到事物的整体,而非纠结于局部的细节。看下面的一个图形:

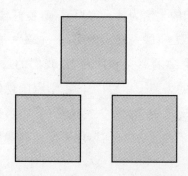

图片引自《积极情绪的力量》,芭芭拉·弗雷德里克森著,第60页

你会说它是什么? 你可以把它知觉为三个正方形,也可以把它知觉为一个"品"字,一个三角形。处于积极情绪下的个体知觉更加开放,能够注意到这一图形构成的整体模式,更少说它只是三个一模一样的正方形,更多地看到大的图像。

积极情绪扩展我们的思维,还体现在经典的创造力实验中:被试拿到一盒大头钉、一根蜡烛和一盒火柴,他们的任务就是把蜡烛固定在墙上,而且蜡烛油不能滴到地板上。这样的脑筋急转弯式的问题很难用常规的方法加以解决,需要一定的创造力。一个标准答案是把钉子倒出来,然后用大头钉把盒子钉在墙上,然后再把蜡烛立在盒子里,这样油就不会滴到地板上了。弗雷德里克森对这项传统创造力实验的创新在于她在实验之前对被试加以情绪干预:给被试一袋糖果、看搞笑的卡通片,或者是让被试有感情地大声朗读出一系列积极情绪的词汇,这些都能够帮助被试更好地发挥创造性,在这项实验中更容易想出解决的办法。

另一项创造力实验是"远距离联想"测验。在该测验中,给被试三个词语,然后让被试想出一个词,这个词要和给出的三个词都有关系。例如给被试 mower(割草机),foreign(外国的),还有 atomic(原子的)三个词,正确答案是 power(有能量、力量、权力的意思)。积极情绪干预后的被试在这项测验上取得了更好的成绩。

2.1.2　幸福感让我们的思维更活跃

除了创造力,积极情绪还能够让我们的思维更加活跃,加快我们思维的速度。在弗雷德里克森的另一项实验中,让被试尽快判断一个词是否属于某个特定的类别。比如让被试判断"汽车"、"飞机"是否属于"交通工具"的类别。通常这样的判断比较容易,但是当被试碰到"电梯"时,被试的反应时都会有所延长,因为电梯并不是我们心目中典型的交通工具,尽管根据定义,说它是交通工具也无可非议。受到积极情绪诱导的被试能够更快地判断这种非典型概念所属的类别,他们的思维更敏捷。

这样的智力拓展也发生在以儿童和医生为被试的两项实验中。第一个实验中,两组 4 岁的小朋友分别被要求回忆一件"使你高兴得跳起来的事情"(高能量的幸福),和"使你高兴得只想坐着微笑的事情"(低能量的幸福)。经历这一情绪干预后,所有小朋友都要进行一项有关形状的学习。结果上述两种情绪干预后的被试学习成绩都优于控制组的被试。在另一项以医生为被试的实验中,44 名实习医生被随机分配到 3 个实验情境下:第一组医生意外得到了一包糖果,第二组医生被要求读一段人本主义者对于医疗的看法,第三组医生是控制组。情绪干预后,给所有医生一个很难诊断的肝病症状,让医生说出自己的诊断步骤。结果得到糖果的那一组表现最好,最早想到可能是肝病。

根据弗雷德里克森的拓展-建构理论,积极情绪的意义是根植于进化过程当中的。消极情绪的进化意义一般比较容易看到:恐惧使我们远离危险,毫无恐惧的人可能会到处横穿马路;焦虑使我们应对挑战,在事关个体生存的重大关头调用身心资源应对危机等等。但是弗雷德里克森也指出,消极情绪在行为上的意义是窄化的:我们的所有能量都用来对付一个敌人,用来保证自身的生存。但在没有生命危险的环境中,这些消极情绪就没什么用武之地了。在相对安全的环境中,什么样的个体更具有生存优势呢?答案是那些能够调用积极情绪的个体。别看雨林中那些受到父母保护的小猴子成天只会安逸地玩耍,它们的玩乐能够锻炼其在复杂的丛林环境中的手眼协调,在未来遇到真正的威胁的时候,是这些平时玩得多的个体最有可能保住性命;草原上的小狮子也是在和兄弟姐妹的打闹中长大的,这种游戏锻炼了它们日后借以生存的捕猎技能。从这个意义上讲,积极情绪的作用是泛化的,这种没有针对性的动机最有助于个体建构其自身特长的资源。

在这个问题上,政治形态或许可以作为一个比较有意思的类比。在一个国家被欲图瓜分自己的列强虎视眈眈,关乎其民族生死存亡之际,什么样的政治形态最有效呢? 历史已经给出了明确的答案:经历了两百年的分裂,德国最终是由对外军事扩张、对内镇压工人运动的铁血宰相俾斯麦用铁血手腕统一起来的,最终结束了其屈辱的历史,一跃成为欧洲老大。苏联和中国建国初期的社会主义也都是采用了专政的手腕,集中力量办大事,很大程度上牺牲个人权利,来达成国家和民族强盛的一个统一目标。即便是一贯崇尚放任自由政策的美国,在 20 世纪 30 年代遭遇大萧条的时候也由罗斯福总统明智地借鉴了苏联政府干预的手腕,以干预民间资本自由运作为代价,达成了走出经济衰退的功绩。在这些例子中,集中精力应对一个具体的目标,是帮助一个民族走出危机的最有效手段。正像法国著名政治学者托克维尔(Alexis de Tocqueville)说的那样,"在指导国家的对外关系方面,民主政府绝对不如其他政府"。但是当一个国家强盛起来,不再面对存亡威胁的时候,整个民族的活力就来自人民的自由,来自能够让人们进行创造的宽松环境;在这种条件下权力的过分集中只能导致一个民族无法充分建构自己的资源,发挥自身的潜能,从而不利于应对将来潜在的真正危机。正像两百年前德国的教育宣言所说的:教育的目的,不是培养人们适应传统的世界,不是着眼于实用性的知识和技能,而要去唤醒学生的力量,培养他们自我学习的主动性,抽象的归纳力和理解力,以便使他们在目前无法预料的种种未来局势中,自我做出有意义的选择。笔者认为,美国之所以能够吸引全世界的人才,其创造的活力长盛不衰,其根本原因也就在于其在相对安全的国际环境中,对人民的自由进行了严格的宪法保障。

2.1.3 幸福感让我们面对挑战更加努力

言归正传。积极情绪对于动机的作用不仅仅在于促进个体的开放性,驱使个体尝试更加多元的行为。先来看下面弗吉尼亚大学的两位教授丹尼斯·普罗菲特(Dennis Proffitt)和杰拉德·克罗尔(Gerald Clore)所做的一系列研究。

在一项早期的研究中,这两位教授把被试带到山前,让他们估计山的高度。他们让一些被试背上沉重的背包,另一些被实则没有负担。结果是那些背上沉重负担的个体对山高的估计远远高出了那些没有负重的个体所做的估计。

在后一轮研究中,他们把另一些被试带到这同一座山的前面,让他们估计山坡的倾斜度。这次他们控制被试情绪的方法是听古典音乐:一组被试听的是乐观向上、悠扬舒缓的莫扎特的作品,另一组被试听的则是马勒的抑郁的作品。结果那些听马勒的沉重乐章的被试平均估计山的倾斜度为 31°,而那些听莫扎特的轻柔长笛的被试估计的山的倾斜度为 19°。

后来这两位教授又换了方法来控制被试的情绪:他们将一些被试带到了山顶,让一组人站在平稳的木盒子上,另一组人站在摇晃的滑板上,让他们估计山的陡峭程度。可想而知,那些站在摇晃滑板上的人比起那些稳稳当当地站在木盒子上的人感觉到了恐惧和焦虑,他们对山势估计得更加陡峭。

上面三个实验都说明了,同样一座山,处于不同情绪状态的人对于它的认知是不同的。情绪带来的影响不仅仅表现在认知上,更会影响到我们行为的动机。如果你担心前面这座山太陡峭,或者海拔太高,你可能就放弃了征服它的想法。日常生活中也是一样的道理,整日忧心忡忡只会让我们更加惧怕眼前的挑战,阻碍我们的努力。

上面这些例子可能会为那些怀疑幸福感的读者找到答案:幸福感给我们带来的是更加开放的眼界、更加通达的创造力、更加敏锐的思维,以及更强的动机去进行更多的尝试。因此,在你看来,相比与幸福,即便事业等其他的目标更加重要,也应该看到幸福感并非通往这些个人成就的绊脚石,而是与之共进退的伙伴。

2.2　幸福感使人健康长寿

2.2.1　幸福感高的人倾向于长寿

"我出生于 1909 年 9 月 26 日。家里有 7 个孩子,我是老大……在我候选的这一年中,我在修道院里教化学。感谢上帝的恩赐,我会尽自己最大的努力,来传播我们的信仰,净化我自己的心灵。"

"上帝给了我一个良好开端,赐予我神圣无价的品质……在过去的一年中,我作为候选人在圣母学校学习,这是一段很愉快的时光。现在,我热切地期望能接受圣母玛利亚赐予的圣衣,生活中充满神圣主爱。"

无论世界上哪个民族,其价值观如何,不可否认的是健康长寿是人们幸福的重要标准之一,也是人们所追求的一个重要目标。肯塔基大学的研究者狄波拉·

丹纳(Deborah Danner)就对幸福感和健康长寿之间的关系非常感兴趣。她和同事集中研究了圣母学校修女会的 180 名修女。这些修女被试都是年轻时,在 1931～1943 年间就进入修道院的。在进修道院的时候,她们都会写一段自述,描述自己的生活,并说明自己加入修道院的原因。上面的两段话就分别选自两位修女的自述。

你能从这两段话中看出区别吗?丹纳等研究者正是从这样的自述中分析出当时修女的情绪状态的。在上面这对例子中,第一段叙述很平实普通;相比之下,第二段叙述用了"神圣无价"、"愉快"、"热切"、"充满神圣主爱"等词语,无不透露出该修女当时充盈的情绪状态,充满活力。

丹纳研究小组对自述中描述情感的内容进行打分,然后用这一分数为标准区分出最快乐的修女(前 25％)和最不快乐的修女(后 25％),然后比较她们的寿命。在进行该项研究的时候,有些修女已经辞世,因此通过比较快乐的修女和不快乐的修女在世的比例就能得到幸福感与健康长寿的相关。下表就是比较的结果。

快乐情感	在世的修女比例	
	85 岁	93 岁
最不快乐	54％	18％
最快乐	79％	52％

表格引自《改变人生的快乐实验》,埃德·迪纳著,第 30～31 页

可以看出,最不快乐的那组修女,其死亡风险是最快乐的那组修女的 2.5 倍。实际上,那些在自述中使用了积极情绪的词语(比如快乐、爱、希望、感恩、渴望、满足、乐趣等)的修女,其平均寿命要比那些较少使用这些词语的人多 10 年!

类似地,莎拉·普莱斯曼(Sarah Pressman)的一项研究验证了丹纳的结论。她分析了 96 名知名心理学家的自传,发现那些描述更加快乐的生活经历的心理学家通常寿命更长。一些心理学家频繁使用"活力"、"能量"等字眼,这些人的寿命大约比所有心理学家的平均寿命长出 6 年。相反,那些描述自己生活时使用"焦虑"和"紧张"这类词语的人,其寿命大约会短 5 年。这样的结论并不只限于修女、心理学家这样的特定群体。目前在一般人群中进行的最大规模的调查是在美国西南部对 2282 名 65 岁以上的墨西哥裔美国人所做的人口和情绪统计。这一研究持续了 2 年,结果发现积极情绪可以很好地预测生死和残障情况。在控制了受访者的年龄、收入、教育程度、体重、抽烟、喝酒状况以及疾病因素之后,研究发现

有幸福感的人和没有幸福感的人相比,死亡率降低一半,残障率也降低一半,积极情绪还使人不易衰老。梅奥医学中心的研究也显示,乐观的人比悲观的人活得长很多。有幸福感的人有比较好的健康习惯,比较低的血压,比较强的免疫系统。

2.2.2 幸福感有利于身体健康

除了以上的人口统计研究外,一些实验也从更加精细的角度验证了幸福感对于健康的影响。不快乐的人会放大身体的痛苦。研究表明,不快乐的人对细微的身体症状的注意强于其他人,而且在同等的疼痛或者患病程度下,他们对于疼痛的抱怨也更多。因此,愤怒、悲伤和恐惧等消极情绪会降低疼痛的耐受力。就像上一章中曾经提到过的第三代行为疗法的观点,不快乐的人更多地纠结于自身的感受,而他们这种随时警惕着不好问题的发生则强化了对于痛苦的注意,把生理的痛苦放大为精神的折磨。

不快乐的人还更倾向于染上不良的习惯。研究发现那些郁闷的人更可能抽烟、吸毒以及酗酒,当抽烟的人感到悲伤时,他们会抽更多的烟;当人们遇到棘手的问题或者与伴侣争吵时,处于戒烟状态的烟民往往会故态复萌。相比之下,快乐则往往与健康行为相关:快乐的人更容易坚持锻炼、健康饮食。或许就像自杀是精神抑郁的极端表现一样,不那么极端的精神抑郁则会通过缓和一些的自暴自弃行为表现出来——有时候表现为自残,有时候表现为易怒、愤世嫉俗,更经常地则表现为吸烟、酗酒等有损健康的行为。自杀的人可能会对自己说,我太痛苦了,相比于承受这种痛苦,即便是选择死亡都显得对自己更加仁慈;而一根一根不停抽烟的人可能会对自己说,我太痛苦了,以至于抽烟带来的那点风险已经微不足道,抽烟带来的缓解比什么都重要。因此,不快乐是导致很多物质滥用等风险行为的原因。

在美国这样的工业化国家中,死亡率最高的因素并不是事故、癌症,而是心血管疾病。而情绪与心血管疾病之间有着直接的联系。大量研究表明愤怒、抑郁这样的消极情绪使人们患心脏病和高血压的几率提升若干倍。同样,长期的精神紧张与胃溃疡直接相关,这已经成为一项人所共知的常识。相反,有研究表明一段美好的婚姻有助于缓解病理反应,例如心血管疾病。罗伯特·萨波斯基(Robert Sapolsky)研究了生理压力与健康之间的关系,但他的研究方法则有些特别:不同于一般实验采用心理系大二学生作为被试,他的研究发生在非洲大草原和丛林中,使用麻醉枪射中动物后采集其血液样本来研究其生理反应。他发现斑马尽管生活在危机四伏的大草原上,不时要逃离狮子的猎捕,但是它们不会患胃溃疡,其原因在于其情绪反应和人类不同：一旦斑马脱离危险，回到安全区域，其生理压力反应立刻就恢复正常。不幸的是，人类先进的神经系统在帮助其形成更强、更丰富的S-R偶联的过程中，同时也泛化了对于危险的情绪反应，因此人们往往在危险结束之后（例如地震过后），或者是来临之前（例如考试周），都同样地高强度激活其应激反应。对于危险敏感的人类可能天生就对于心血管疾病等躯体形式的应激障碍更加易感，而消极情绪则无疑加重了这一过程。相反，快乐能通过降低一种名为纤维蛋白原的血液成分来缓解心脏疾病。实验发现，承受压力时，人体内的纤维蛋白原是快乐的人的两倍。

生活压力大的一个常见后果就是"少白头"，这已经成为我们的生活常识。然而最近英国的研究者则从细胞生理的角度对这一规律进行了验证。他们所观察的指标是端粒长度。端粒是指位于染色体顶端的物质，这种物质并不携带遗传信息，只是起到保护染色体结构稳定的作用。但是随着细胞的每一次分裂，端粒的长度都会缩短，且这一过程是不可逆的。直到分裂100次左右之后，其长度达到最短极限，细胞也就不能再继续分裂了，从而死亡。研究者比较了一些生活经历差别较大的女性双胞胎，例如其中一个嫁给了富商，而另一个嫁给了社会地位较低的人，结果发现前者的端粒年龄比后者年轻9岁之多。这项研究说明了生活压力对于个体衰老的影响。另一个研究发现，在那些照顾生病的孩子的母亲中，孩子患病时间越长，母亲的端粒就越短。压力最大的母亲与压力最小的母亲相比，两者的端粒年龄相差9~17岁！这说明了心情是长期处于压力之中，或是生活得较为轻松，能够对我们的寿命产生很大影响。

除以上证据外，还有一些研究从其他的角度证明了幸福感对健康的影响。科学家有时候会让被试染上某种疾病，以观察其自愈的能力。这样的实验一般要经过严格的伦理自律，以及明确保证被试的知情同意权方可进行。在一项研究中，科学家用消过毒的针在被试的手臂、上颚等部位扎出小伤口。结果表明，那些正在承受巨大压力的人，比如照顾慢性疾病的小孩或者残疾配偶的人，其伤口恢复较慢。再比如，那些准备期中考试的学生，相比于那些准备度假的学生，伤口愈合较慢。另一项类似的研究是关于免疫力的：研究者找来被试，给他们传染流感病毒，结果发现那些快乐的被试更能够抵抗传染病的侵袭——快乐的人体内的免疫系统更加强大。长期的压力可导致皮质醇（肾上腺分泌的一种激素，有分解体内受损组织，以便让健康组织替代等功效）分泌增多，从而增加肥胖、高血压和糖尿病的风险。

2.3 幸福感的其他好处

2.3.1 幸福感提高生产率

除了建构心理资源、健康长寿以外,幸福感还有数不清的其他作用。例如,研究发现幸福感可以提高一个人的生产力和收入。一项研究测量了 272 名职员的情绪,追踪他们在之后的 18 个月内的工作表现。结果发现,那些有幸福感的个体能够获得上司更高的评价,获得的薪水也比较多。另一个长达 15 年的对澳洲青年的大型追踪研究发现,有幸福感的人比较容易找到工作,薪水也比较高。另有研究诱发被试的幸福感,发现不论是大人或小孩,在心情好的时候,人们都会选择难度更高的任务,其表现成绩也比较好,坚持时间也比较长久。

曾经有一位喜剧演员风趣地评论道,“幸福有什么用? 又买不来金钱。”他做此评论的语境大概是对流行的“金钱有什么用? 又买不来幸福”的论调的一种反讽。但即便如此,我们在这里也看到了他的评论在科学上并不全然正确。幸福能够提高生产力,这一方面的研究结果可能对于我们今天的社会有着特别的意义。确实,对于我们每个人来说,我们都有追求自己幸福的自由,我们可以把自己的幸福放在最高位置;但是我们并不能苛求所有人都秉持这样的价值,把物质成功置于幸福之上的还是大有人在的,而且这些人可能更适应当今社会的某些方面。很多公司老总、单位领导都是把绩效放在第一位,而可能恰恰是这种价值让他们奋斗到了今天的位置。我的一位老师曾经讲过他访谈某成功企业家的真实故事:当被问及员工心理健康时,他说,“我们的员工不需要心理健康,就是‘活着干,死了算’”。这六个字让人感到触目惊心,体现了一种物质主义的极端情况。然而我们这里所介绍的研究能够证明,即便是以更高的绩效为目的,培养幸福感也是有帮助的;紧紧盯住绩效,看上去是一种实用主义的选择,实际上却很可能是反生产的。

2.3.2 幸福感抵消消极情绪的影响

积极的情绪还可以帮助我们忍受痛苦,更快地从消极情绪的影响中恢复过来,渡过难关。测量痛苦耐受性的实验最经典的实验方法之一是让被试把手放入冰水桶中,看被试能够忍受将手放在桶中多长时间——一般来说,人们能忍受的极限也就 1 分钟左右,但是经过积极情绪诱导的被试,能够忍受的时间则更长。

弗雷德里克森的一项研究巧妙地考察了积极情绪帮助我们克服消极情绪的

影响。实验中被试的皮肤上被贴上微型传感器,以便随时追踪其心率、血压、血管收缩情况等生理指标。被试习惯新环境之后,研究者开始对其进行压力情境的情绪干预:他们要求被试准备一个演讲,来谈谈"为什么我是一个很好的人"。为了加强这一情景的压力,研究者还告诉他们演讲会被录像,而且会由他们的同伴来评分。他们成功地诱发了被试的焦虑情绪——心跳加快,血压上升,静脉和动脉收缩,而且被试口头报告也表现出了更强的焦虑。接着就可以开始考察积极情绪的作用了。弗雷德里克森选择了四段电影:第一段是通过展现海浪来唤起宁静感;第二段是通过展现一只小狗与花朵玩耍来唤起轻微的逗趣感;第三段是消极的,通过展现一个小男孩为所爱之人的去世而哭泣来唤起悲伤情绪;第四段则是中性的,是一个计算机屏幕保护程序,只是一些抽象色块的组合。他将这四段影片随机分配给被试。实验结果显示,那些看的是积极情绪的电影的被试,其生理指标由应激状态恢复到基线水平只需要几秒钟;相比之下那些看的是消极情绪的电影的被试,其生理指标恢复到正常水平则需要 1 分钟以上。最为神奇的是,当被试没有接受压力情景时,在平静状态下,这四部影片并未引起被试的任何心血管指标变化! 因此,弗雷德里克森将积极情绪的这种针对性地还原消极情绪的影响的作用命名为"还原效应"(undo effect,或译"撤销效应")。

2.3.3 幸福感让我们更有人缘

最后,幸福感强的人人际关系也更好。或许有些人对此会有异议,因为有一种说法认为,幸福感高的人更可能专注于自身的感受,从而对于他人、对周遭的世界不那么敏感。比如说乔治·埃略特(George Eliot)曾经把幸福感描述为"对于外界悲伤的漠然无视",另外一位英国小说家休·沃波尔爵士(Sir Hugh Walpole)也指出,"承认快乐暗示了一种自以为是的满足感,以及对于周遭世界中所发生的不幸的麻木不仁。"然而经过一系列的研究,这种将幸福感视作自我中心和冷漠无情的心理状态的观点并没有得到证实;相反,研究者们发现幸福感会让人们在社交场合表现得更好,更具合作性,甚至更有道德。例如,迪纳和塞里格曼发现,那些积极情绪一直很高,或者经过实验处理后积极情绪提高的个体,更容易用积极的词汇来形容他们刚刚认识的人,更有兴趣参与社交互动,也更容易向人们进行自我揭示。布雷姆(Brehm)和拉恩(Rahn)发现,那些报告更高水平的生活满意度的个体表现出了对于他人的更加泛化的信任。詹姆斯(James)和契米斯(Chymis)发现,如果给被试一些假设的道德情境,比如说购买一件他们知道是被偷来的物品,或者在公共交通上逃票,那么那些幸福感更高的人会选择更加道德的行为方式。不仅如此,托夫(Tov)等人还发现,幸福感和社会赞许的结果之间的联系并不仅仅停留在个人层面,而且在国家层面上同样适用:他们发现在幸福感更高的国家,人们在一般信任、志愿者精神以及民主态度上的得分也更高。

在塞里格曼和迪纳的一项研究中,研究者随机挑选了222名大学生,用6种不同的方法测量他们的幸福程度,然后挑选最幸福的10%来做研究,发现他们与一般人或者不幸福的人之间有一个很重要的差别:社交生活丰富与充实。最幸福的人是独处时间最短的人,也是花最多时间在交际上的人。他们给自己以及他们的朋友在"好的人际关系"上打了最高分。最幸福的22人中,只有1个人没有朋友。他们并不是特别富有的人,所经历的好事坏事和那些不幸福的人也差不多,睡眠时间、看电视、运动、抽烟喝酒、宗教活动等方面都没有差别。还有很多研究显示,幸福的人比不幸福的人拥有更多朋友,更可能结婚,更喜欢参与集体活动。另外,有实验也发现,幸福的人更有同情心,更容易帮助别人,更具有利他主义精神——这可能是他们拥有更多朋友的原因之一。确实,当我们不开心的时候,经常倾向于把自己封闭起来,把注意力更多地集中在自己身上,这样的结果其实也是使得我们在周围人看来比较无趣。

本章小结

幸福感不仅本身是一个诱人的概念,而且已经有很多科学研究证实了它能够给我们带来的其他好处,本章就集中介绍了这些研究。首先,幸福感让我们更聪明,我们的视野更加宽广,思路更加开放,脑力更加敏捷;而且在面对挑战的时候,我们能够更有信心,因而会付出更多的努力去实现目标。

幸福感高的人也更加长寿——健康的心理状态也会促进我们生理上的健康,提高我们的免疫力,延缓衰老过程等等;幸福感高的人也更少进行物质滥用等高风险行为。

最后,对于那些更加看重成功的人,幸福感也并不是他们道路上的一个绊脚石;相反,有科学证据显示幸福感高的人工作效率也更高,能够获得更好的薪水。幸福感还能帮助我们应对消极情绪,让我们更有人缘等等。总之,幸福感对我们的作用是整体性的:它并不仅仅是一种感觉,而是代表了一种生活方式,其好处会渗透到生活的方方面面。

Ⅲ 幸福感与金钱

> 金钱是善仆，也是恶主。
>
> ——培根

在一个物质崇拜的社会，金钱无疑成为幸福感的最大竞争对手：更多的人选择去追求财富。大多数人倒不是排斥幸福，而是认为一旦有钱了，幸福就随之而来。经过本章对于幸福感与金钱之间关系研究的介绍，对于这种流行的看法我们就能够获得更加准确的认识。

3.1 横向比较的结论

希腊神话中有位国王叫迈达斯（Midas）。有一天，一个醉酒的老人误闯了他的玫瑰园。迈达斯认出这人是酒神狄奥尼索斯的老师，因而加以款待后，把他送回了狄奥尼索斯的住处。狄奥尼索斯为了报答他，答应给迈达斯想要的任何东西。迈达斯想了想，说我想要点石成金的本领。狄奥尼索斯答应了。迈达斯喜出望外，赶紧兴奋地找身边的东西尝试。杯子、桌子、椅子，只要他的手一碰到，立刻就变成了金杯、金桌、金椅。不过，他还没来得及高兴多久，就发现不对劲——他刚要喝水，水就变成了金子，他刚要拿起桌上的鸡腿，鸡腿也变成了金子。最要命的是，这时他的女儿走了进来，他不假思索地把女儿抱了起来——结果，女儿也变成了一尊金雕塑。于是他后悔莫及，祈求狄奥尼索斯收回他的点金术。可幸的是狄奥尼索斯告诉他，只要去帕克托罗斯河里浸浴即可。迈达斯赶紧去照做，终于，河底的沙子变成了黄金——迈达斯的能力转移给了具有魔力的河水，他终于摆脱了这个梦魇。

3.1.1 幸福感与财富的相关是普遍的

在第一章中曾经提到过，幸福感的衡量有纵向和横向两种思路。在金钱和幸福感的关系上，这种区分也是有意义的。横向比较可以让我们看到在同一时间内,那些富有的人和贫穷的人相比,其幸福感的程度如何;纵向的比较则可以让我们用发展的眼光来看财富给人究竟带来了什么。首先我们来看一些横向研究得出的结论。下面的表格显示了盖洛普公司2006年和2007年的全球民意调查。该调查据称是历史上最全面的人类抽样调查,包含了130个国家,每个国家抽取1000多名个体。受访者按照生活质量阶梯来给自己的生活评分,范围从0分到10分。下表展示了得分最高和得分最低的10个国家。

最　　　高		最　　　低	
得分	国家	得分	国家
8.0	丹麦	3.2	多哥
7.6	芬兰	3.4	乍得
7.6	荷兰	3.5	贝宁
7.5	挪威	3.6	格鲁吉亚
7.5	瑞士	3.6	柬埔寨
7.4	新西兰	3.8	津巴布韦
7.4	澳大利亚	3.8	海地
7.4	加拿大	3.8	尼日尔
7.4	比利时	3.8	布基纳法索
7.4	瑞典	3.8	埃塞俄比亚

引自《改变人生的快乐实验》,埃德·迪纳著,第180页

很明显,得分最高的十个国家无一不是西方发达国家,经济富裕、政治民主、重视人权、男女平等;再看得分最低的十个国家,都是经济极其贫困,政治不稳定甚至经常受到战火摧残的国家。这是经济因素直接影响幸福感的有力证据。

3.1.2 中国国内的幸福感统计说明了什么

不过这个数据中没有我们的国家。奚恺元是芝加哥大学的著名华人教授,因其在行为经济学领域的研究而知名。从2004年开始,他和国内的媒体《瞭望东方周刊》合作,对中国各城市的幸福感进行调查。2004年中国6大城市的幸福感指数从大到小依次为:杭州、成都、北京、西安、上海、武汉。如果说2004年的数据比较早,作者在网上也搜到了2011年的一个中国城市幸福感排名,部分结果如下所示:

排　　名	城　　市	总　　分
1	杭州	94.18
2	成都	94.14
3	青岛	93.77
4	长春	93.68
5	重庆	93.48
6	江阴	93.26
9	香港	89.74
95	北京	67.52
97	上海	65.85

　　从奚恺元的中国城市幸福感调查中我们可以发现几条规律。首先,在所看到的几年的排名数据中,杭州都是稳坐榜首;成都也是几乎每一次都位列前茅。同为大城市,北京和上海尽管经济更加发达,但是得分却低很多,排名往往非常靠后。相比之下,有很多小地方,比如作为一个县级市的江阴,却位列很多大城市之前。另外,《财富》杂志最近几年也收集了类似的数据,每年都有中国城市的幸福感报告。笔者在网上查到2011年《财富》杂志评选的幸福感最高的中国城市依次为:成都、杭州、青岛、大连和苏州,前三位和前面表中所列的一致。

　　不管是《瞭望东方周刊》还是《财富》,这些媒体在中国城市中所作的调查都指明了一点:金钱并不能保证更高的幸福感。或许北京、上海这样的大城市在聚集了更多财富的同时,牺牲了一些传统文化。缺少了传统文化的精神支持,生活在这些水泥森林中的百姓们会感到更多的压力和空虚。杭州作为中国一个比较具有代表性的城市,拥有比较舒适的气候和生活条件,也传承了江南水乡温润的生活习惯,同时又没有邻近的上海那样的经济发展的压力,因此其市民才感到生活的满足。成都作为巴蜀文化的中心,更是继承了"美景、美食、美酒、美女"的安逸生活方式,遍地是各种茶馆、串串香、酒吧,成天可以见到公园里大摆龙门阵、热火朝天地搓麻的壮观场景。可见,人们生活的幸福感并不完全取决于经济因素,主观的心理状态也起到重要作用。

3.1.3　更为详细的数据

　　以上的调查只是统计了地区和幸福感的关系,并没有直接表现出这些地区的经济状况。下面一项调查包含了世界各国的购买力和生活满意度指标(第一章中曾经提到,生活满意度是迪纳所提出的 SWB 中的一个重要维度)。购买力是以美国为满分 100 分,其他各国与美国进行比较算出相对分数。

国　家	生活满意度	购买力	国　家	生活满意度	购买力
保加利亚	5.03	22	德国	7.22	89
俄罗斯	5.37	27	阿根廷	7.25	25
帕劳	5.52	30	中国	7.29	9
拉脱维亚	5.70	20	意大利	7.30	77
罗马尼亚	5.88	12	巴西	7.38	23
爱沙尼亚	6.00	27	智利	7.55	35
立陶宛	6.01	16	挪威	7.68	78
匈牙利	6.03	25	芬兰	7.68	69
土耳其	6.41	22	美国	7.73	100
日本	6.53	87	荷兰	7.77	76
尼日利亚	6.59	6	爱尔兰	7.88	52
韩国	6.69	39	加拿大	7.89	85
印度	6.70	5	丹麦	8.16	81
葡萄牙	7.07	44	瑞士	8.36	96
西班牙	7.15	57			

表格取自《真实的幸福》,马丁·塞里格曼著,第 59 页

　　这项调查的结果没有包含太多的极贫国家,但是我们也可以看出很多规律:同样地,那些幸福感排名前列的国家基本上都是富裕的发达国家……不过,我们看到了右面一列数据中醒目地出现了一个个位数。中国作为一个人均购买力比较少的发展中国家,其生活满意度比德国、日本等发达国家都要高。类似的情况还出现在巴西、阿根廷、印度人的身上。相反,像苏联解体后形成的几个国家,以及日本,其生活满意度都低于其购买力所预测的数值。因此,这份调查基本上也支持了这样一个结论:金钱总体上和幸福感是相关的,因此可能是贡献幸福感的一个重要因素。

3.1.4 金钱对于幸福感的作用边际递减?

但是反例也绝不少见,这些反例说明金钱并不是幸福感的决定因素,有钱不一定能够买到幸福。例如,弗雷(Frey)等人发现,尽管在那些发展水平比较低的国家中,收入的增加对于幸福感的增加有着显著的贡献,但是一旦超过了大约人均年收入 10 000 美元的阈限,财富值和生活满意度之间就不再有显著相关了。另外,有调查显示,跻身《福布斯》财富排行榜的前 100 名富豪,只比普通美国人幸福一点点而已。用经济学的术语来说,这叫做金钱对于提高幸福感边际效用递减。或许在条件艰苦的情况下,金钱起作用的方式十分简单:购买生活所需就能直接带来幸福感;但是当达到温饱和小康,生活需要基本满足之后,金钱的作用就变得更加间接:得知道怎么去花钱才能够带来幸福感。还记得第一章中介绍的伊壁鸠鲁学派吗? 他们的观点就认为,金钱的充裕可以让我们避免伤害和痛苦,但是一旦达到一个阈限值,它就不能够带来更高水平的幸福。伊壁鸠鲁相信,"不满足于少量(物质条件)的人,再大的量也没法满足他"(Nothing satisfies the man who is not satisfied with a little)。

在快乐经济学(Happiness Economics)中有一个概念叫"伊斯特林悖论"(Easterlin Paradox),就是用来描述这种收入增加而幸福感并没有相应地增加的现象。它是由南加州大学(University of South California)的经济学家理查德·伊斯特林(Richard Easterlin)的名字命名的:伊斯特林在 1974 年发表了一篇论文,用实证证据来证明经济状况,尤其是达到基本需求之后,就和幸福感没什么关系了。这种效应的一个推论就是,一旦一国经济能够满足人们的基本生活需要,那么政策制定者就不应当再把注意力放在 GDP 或 GNP 增长上面,而应该把工作的核心放在如何提高 GNH(Gross National Happiness,国民幸福总值或国民幸福指数)上面。2008 年,宾大(University of Pennsylvania)的两位经济学家贝齐·斯蒂文森(Betsey Stevenson)和贾斯汀·沃尔弗斯(Justin Wolfers)得出结论:快乐和收入水平之间的关系是对数的。对数函数关系的示意图如下图所示。尽管他们用这个事实来反对伊斯特林悖论——因为他们指出,对数曲线就表示不存在一个快乐饱和值,无论什么时候,财富都能提高幸福感;但是对数关系无疑是最典型的"边际递减"曲线之一,从另一个角度,这个结论和我们上面得出的结论是一致的。2010 年,伊斯特林教授又发表了一篇论文,用来自 37 个国家的数据支持了自己最初发现的悖论。

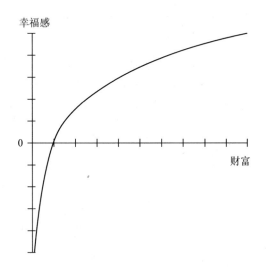

3.1.5 仍有不少人活在对数曲线之外

前面我们看到,总体上看心理学和经济学中很多研究都验证了金钱的边际效用递减的结论;但是这样一个"边际递减"的论断也面临着两方面的反例:一方面,在金钱的绝对作用方面,理查德·卢卡斯(Richard Lucas)和尤里·施马克(Ulrich Schimmack)曾经对大量德国人的快乐抽样数据进行了多年分析,他们发现了富有程度和人们生活满意度之间的直接的关系。德国本来就是一个富有的国家,在这样的群体中,比较那些极其富有的人和很富有的人,确实得到了支持前者更快乐的结果。所以他们得出结论说,年收入8万美元的人比年收入6万美元的人更快乐,但是年收入20万美元以上的人则比中产阶级要快乐得多。

另一方面,再来看看一项关于极端贫困条件下的例子。罗伯特·迪纳(Robert Diener)是第一章中提到的研究幸福感的专家迪纳的儿子,他也是一位业余科学家,曾经环游世界各地,调查形形色色的人们的幸福感。例如他调查过加尔各答的32名妓女和31名睡在街边的流浪汉的生活满意度。

凯帕娜是一位35岁的妓女,已经从业20年了。母亲去世后,她不得不做这行来养活兄弟姐妹。她一个月回乡探视家人一次,她的8岁女儿也住在乡下。凯帕娜独自居住,工作地点是一间窄小的水泥房,里面有床、镜子、一些碗筷和印度神像。她属于A级性工作者,每次收取每位顾客2.5美元的服务费。

如此恶劣的生活环境,对于我们很多读者来说是难以想象的,我们一定会觉得她们对于生活极度不满意。确实,整体而言她们对生活不大满意,在1~3分中得分1.93,低于加尔各答的大学生(2.43分)。但值得注意的是,在生活的其他特定方面,她们的满意度并不低,例如道德(2.56),家庭(2.50),朋友(2.40)和食物(2.12)。而且,当罗伯特·迪纳将加尔各答的流浪汉和加州弗雷斯诺的流浪汉加以比较时,发现加尔各答的流浪汉的幸福感反而更高。这说明,即便是在极端贫困的条件下,金钱对于幸福感也并不具有绝对的决定作用,很多情况下人们能够苦中作乐。在这种情况下,人们的心态更为重要。就像孔子曾经夸赞自己的学生颜回:"贤哉回也!一箪食,一瓢饮,在陋巷,人也不堪其忧,回也不改其乐。贤哉回也。"颜回家里很穷,住在破烂的小巷之中,饮食匮乏,旁人看了都难以忍受这样的环境而为其担忧,颜回却能够自得其乐。

总体来说,在金钱和幸福感的关系方面,我们能够看到大量方向不一的结果。但是多元的甚至是相互矛盾的研究结果并不妨碍我们总结出一些普遍的规律:金钱很多情况下在我们的生活中扮演重要角色,因此我们能够看到它和幸福感的正相关,在贫困条件下尤为如此;但是同样不可忽视的是,金钱的作用绝不是决定性的,在另外一些因素的作用下,富人的快乐程度可能并不会高多少,甚至会更低;而同样是这些其他的因素有可能使得那些普通人成为最幸福的人,使得那些即便是贫困的人也能够看到生活中美好的一面。

3.2 纵向的结论

通过国家地区之间的比较、城市之间的比较,以及特定收入、特定人群之间的比较,我们对金钱和幸福感之间的关系有了一个概念。事实上目前大部分的证据都集中在横向比较的部分,但是笔者认为一些纵向的证据能够更好地帮助我们看清这一关系。

3.2.1 经济发展与幸福感变化

首先来看一些国家随着经济发展人们的幸福感是如何变化的。以美国为例,从20世纪60年代至今,尽管经济条件、人们的教育程度、营养状况和医疗条件,以及文艺娱乐等都有了长足的进步,但是人们的抑郁症比率翻了10倍之多,而且患者的年龄也越来越小:60年代第一次患抑郁症的平均年龄是29.5岁,现在则是14.5岁。最近的一项调查也表明,将近45%的美国大学生因为抑郁而影响到了正常的社会生活。迈尔斯(Myers)发现,报告自己是"非常幸福"的人数,从1957年的35%下降到了1998年的33%,然而在这期间美国其实经历了巨大的经济增长:相比于1957年,20世纪末美国的社会财富翻了一番,中产阶级的规模扩大了近两倍,绝大部分家庭的收入都有了明显增加。很多国家的情况与美国类似:1957 年英国有 52% 的人表示自己感到非常幸福,但到 2005 年只剩下 36% 了,而这段时间中英国国民平均收入则提高了 3 倍。中国的经济发展异常迅猛,但同时儿童和成年人焦虑症和抑郁症的患病率也在上升。中国卫生部的报告称:"我们国家儿童和青少年的精神卫生状况的确令人担忧。"荷兰鹿特丹大学的鲁特·温哈文(Ruut Veenhoven)教授曾经用"国民幸福指数"(Gross National Happiness,GNH)对中国进行三次调查。20 世纪 80 年代末 90 年代初的时候我们国家的 GNH 为 6.64;进入 90 年代,随着经济发展的加速,在 1995 年 GNH 达到了 7.08;但是到了 2001 年,这个数字反而下跌到 6.60。以上证据都一直地表明物质的充裕并不能保证我们的生活质量随之上升。

3.2.2 个人收入变化与幸福感

上面国家经济发展的例子是从宏观角度看的,下面我们将考察个人在富有之后的变化。这种情景下最具有代表性的就是中了彩票大奖一夜暴富的例子,因为在这种情况下财富完全来自外在因素,而且是完全偶然的。不像通过个人努力而获得财富奖励,在中彩票的例子中金钱的影响因素往往能够比较纯净地展示出来,排除了其他的个体因素。新闻中经常报道那些中大奖的人——一开始是因为他们中大奖,后来则是因为他们的生活变得辛酸。下面我们就来说说在西方广为人知的薇芙·尼克尔森(Viv Nicolson)的故事。

1961 年,英国的薇芙·尼克尔森一夜暴富。她赢得了当时英国最大的彩奖,总金额相当于今天的 300 万英镑(约 600 万美元)。尼克尔森欣喜若狂,她对每个人说,她要"花钱,花钱,再花钱"。有人甚至因此写了一首歌,而"花钱,花钱,再花钱"成为经典歌词。

许多英国读者都知道后续的悲惨故事,可能其他人也预料到了这一点。尼克尔森一夜暴富后很难适应新状态,同时也和老朋友日渐疏远。1999 年,在英国报纸上一篇名为《独立》的文章中,尼克尔森回忆了这段时光:"就连我的老朋友也离开了我。他们不想别人说他们是因为钱才和我在一起的。"尼克尔森 的生活变得只有喝酒和购物狂欢,最后,她陷入了极大的经济困境。她曾一度逃往马耳他,但因袭警被遣送回国。尼克尔森最终破产,她结了 5 次婚(其中有一次婚姻只维持了 13 周),后来以跳脱衣舞为生,而且嗜酒成性。

但这个故事并没有完。薇芙·尼克尔森最终幡然醒悟,从此,她开始了一段健康的新生活。在《独立》这篇文章中,尼克尔森描述了自己新的生活状态:"我对自己的新生活很满意。我是一个快乐的人，在任何情况下都很快乐，而不需要钱来让自己快乐。"

尽管尼克尔森最终收获了比较美好的结局，但是这种自我复原的能力是她的个人财富，而她一夜暴富之后生活脱轨，逐渐陷入困境的经历则并不是一个特例。2002年美国人杰克·惠特克(Jack Whittaker)中了3.14亿美元的体育彩票。随后他成立了一个慈善基金会，希望为社会做一点贡献。他把大量的钞票送给了自己的孙女，但是后者却因此而死于吸毒过量。他自己也因为开空头支票而被一家赌场起诉。在此后的两年中，惠特克因酒后驾驶先后两次被捕，他还多次遭遇入室盗窃，与妻子逐渐疏远，因殴打他人而被起诉，其基金会也被迫关闭。

有一些量化的研究也证实了暴富之后人们的经历。在伊利诺伊州的一项研究中，发现那些中了彩票的中等奖项(40万美元左右)的人比没中奖或者赢得其他奖项的人要更快乐，但是差异不大，在统计数据上并不突出。不过也有研究提出了相反的证据：史蒂芬·史密斯(Steven Smith)和彼得·拉兹尔(Peter Razzell)发现，在英国中了大奖的人尽管承认会遇到一些问题，但是总体上他们比未中奖的人更加快乐。另一个研究调查了22名平时就有抑郁心情，但都曾经中过大奖的被试，发现中奖事件过去之后，他们更快地恢复到了从前的抑郁状态，又觉得不幸福了。所以这些受到诅咒的幸运儿的事例其实呼应了前面其他的研究结果：金钱能给我们的生活带来很多好处，但是同样不可忽略的是个体的其他心理因素，因为这些因素可能会把一个奇迹变成一场灾难。

3.3 金钱崇拜的原因及其害处

3.3.1 追求幸福＝追求财富

我们认为下面这些真理是不言而喻的：人人生而平等，造物者赋予他们若干不可剥夺的权利，其中包括生命权、自由权和追求幸福的权利。

上面是美国《独立宣言》正文第一句话。这句话是杰弗逊在英国哲学家约翰·洛克的自然权利概念的基础上提出来的。洛克认为人生来就有的自然权利包括生命权、自由权和财产权，而独立宣言的起草者杰弗逊将最后一项财产权改成了追求幸福的权利。他大概是感觉"追求幸福"更具有道德上的价值，在当时的独立战争的历史环境下对于人民大众也更具号召力吧。但他可能没想到，随着历史的发展，追求幸福被人们普遍地等同于追求财富。正像那句著名的美国谚语所说的,"The business of America is business."

"切记,时间就是金钱。假如一个人凭自己的劳动一天能挣十先令,那么,如果他这天外出或闲坐半天,即使这其间只花了六便士,也不能认为这就是他全部的耗费;他其实花掉了,或应说是白扔了另外五个先令。"

"切记,金钱具有孳生繁衍性。金钱可生金钱,孳生的金钱又可再生,如此生生不已。五先令经周转变成六先令,再周转变成七先令三便士,如此周转下去变到一百英镑。金钱越多,每次周转再生的钱也就越多,这样,收益也就增长得越来越快。谁若把一头下崽的母猪杀了,实际上就是毁了它一千代。谁若是糟蹋了一个五先令的硬币,实际上就是毁了所有它本可生出的钱,很可能是几十英镑。"

"影响信用的事,哪怕十分琐屑也得注意。如果债权人清早五点或晚上八点听到你的锤声,这会使他半年之内感到安心;反之,假如他看见你在该干活的时候玩台球,或在酒馆里,他第二天就会派人前来讨还债务,而且急于一次全部收清。"

"行为谨慎还能表明你一直把欠人的东西记在心上,这样会使你在众人心目中成为一个认真可靠的人,这就又增加了你的信用。"

"要当心,不要把你现在拥有的一切都视为己有,生活中要量入为出。很多有借贷信用的人都犯了这个错误。要想避免这个错误,就要在一段时间里将你的支出与收入作详细记载。如果你在开始时花些工夫作细致的记录,便会有这样的好处:你会发现不起眼的小笔支出是怎样积成了一笔笔大数目,你因此也就能知道已经省下多少钱,以及将来可以省下多少钱,而又不会感到大的不便。"

"假如你是个公认的节俭、诚实的人,你一年虽只有六英镑的收入,却可以使用一百英镑。

"一个人若一天乱花四便士,一年就乱花了六个多英镑。这,实际上是以不能使用一百英镑为代价的。"

"谁若每天虚掷了可值四便士的时间,实际上就是每天虚掷了使用一百英镑的权益。"

"谁若白白失了可值五先令的时间,实际上就是白白失掉五先令,这就如同故意将五先令扔进大海。"

"谁若丢失了五先令,实际上丢失的便不只是这五先令,而是丢失了这五先令在周转中会带来的所有收益,这收益到一个年轻人老了的时候会积成一大笔钱。"

上面这些话是本杰明·富兰克林(Benjamin Franklin)说的。富兰克林是美国开国元勋之一,他虽然是一介平民,但是在美国家喻户晓,100 美元纸币上的头像就是他。德国社会学家马克思·韦伯(Max Weber)在其名著《新教伦理与资本主义精神》中,对富兰克林的这些话评论道:"毫无疑问,这些话所表现的正是典型的资本主义精神,尽管我们很难说资本主义精神已全部包含在这些话里了。""富兰克林所有的道德观念都带有功利主义的色彩。""把赚钱纯粹当做目的本身,从个人幸福或对个人的效用的观点看,显然是完全超然和绝对不合理的。赚钱、获利支配着人,并成为他一生的最终目标。获取经济利益不再从属于人,不再是满足他自己物质需要的手段。我们称之为自然关系的这种颠倒,虽然从自然情感出发是不合理的,却仍然是资本主义的一项主导原则,这是没有处在资本主义影响之下的一切民族所不具备的。"韦伯认为,这种以赚钱为最高目的的道德观来自新教伦理。正像富兰克林引述的圣经中的那句话所说的:"你见到过在事业上克勤克俭的人吗,他必站在君王面前。"

3.3.2 美国梦的黑暗面

就像本章开篇引用的培根那句话所说的,笔者认为,功利主义的哲学观确实容易让金钱从一个"善仆"变为"恶主"。功利主义总结为一句简单的话就是哈奇森(Hutcheson)提出的最大多数人的最大幸福(the greatest good for the greatest number)。在第一章中我们已经探讨了东西方幸福观的一个巨大差别:在功利主义主导的西方幸福观中,人们倾向于把"good","happiness"的看做静止的,把幸福看做一个外在的对象,一种有限的资源,因此鼓励人们去征服。这种逻辑其实很大程度上是一种误导,因为它忽略了幸福的主观性,忽略了它是一种我们可以通过提高自身修为而达到的更高的精神状态。这种误导将人们异化为金钱的奴仆。除此之外,还有很多原因可以解释人们的金钱狂热:很多情况下我们难以确定自身的感受是好是坏,因为情绪是多变的。相比之下,金钱总是有着一个明确的数字,因此追求金钱就经常被人们认为是更具有可操作性——金钱总是看得见、摸得着的,而自我的成长、精神富裕的构建,总是只有自己能够知道,潜伏着一种不安全感。

正像本章前面所引述的各种研究结果所支持的,金钱的确对我们的幸福有重要贡献,但是那些秉持绝对功利主义观念的人,往往得不到真正的幸福。在一项名为"美国梦的黑暗面"的研究中,蒂姆·凯瑟(Tim Kasser)和理查德·瑞恩(Richard Ryan)指出,那些只追求财富的人通常没办法充分地发挥他们真正的潜能。他们比其他人更有压力,更容易沮丧和焦虑。在新加坡商学院的学生中的调查也支持了这一观点:那些内心充满强烈的物质化价值观的人,其自我实现度、生命力和幸福感普遍较低,取而代之的是更多的焦虑和身体障碍。

3.3.3　中国财富界的精神现状和启发

尽管以上的例子以西方国家，尤其是美国为主，但是这种西方工业社会的文明已经席卷了全球。因此美国的情况不能说不适用于国内，甚至在很多方面，国内的情况更甚。今天改革开放三十年成果初现的中国，贫富差距加大，大众文化被富人营造出的物质主义价值观所统治——书架上最多的书往往是成功学自助书籍，而稍微有钱的家长都希望孩子出国去念个金融工程之类的专业。2011年路透社和法国益普索刚刚进行了一项世界范围内的物质主义调查，发现中国和韩国并列为物质主义最为严重的国家：在这两个国家中，69％的受访者认为有钱是成功的最重要标准；相比之下，加拿大是最少物质主义的国家，这一比例仅有27％，就连美国也不过33％的人认为金钱代表成功。这真的不能不说是个巨大的讽刺，我们所不齿的资本主义对人的异化，我们所挪揄的美国梦的黑暗面，恰恰在中国最为深刻地体现了出来。

再比如说，最近比较流行的一个概念叫做"狼性"，大概是指在经营和管理中调用人们像狼一样的集群作战的凶猛本能，以求在激烈的竞争环境中取胜。笔者上百度简单搜了一下这个主题的书：《狼性精神》、《品读狼性》、《狼性员工》、《狼性法则》、《狼性征服》、《狼性管理》、《狼性团队》、《狼性商道》、《狼性智慧》、《狼性销售法则》、《狼性执行》、《狼性企业》、《狼性人生》、《狼性总经理》、《企业中的狼性》、《狼性商鉴》、《狼性中层》、《狼性密码》、《狼性生存》、《狼性七绝》、《狼性教育》、《狼性战争》……各种耸人听闻的标题，其数量超过笔者想象。笔者绝不是反对这种精神；相反，某些角度来说狼的合作捕猎的生存方式是有其独特美感的。但是这种书籍能有如此大的市场，其泛滥至少说明了有多少人愿意为了赚钱而去学习一种"贪、残、野、暴"的动物精神。

史蒂夫·乔布斯（Steve Jobs）的去世是 2011 年的一件大事——他不知是多少人心目中成功创业的英雄。在其传记的封面上，皱眉肌和上提眼睑肌的同时收缩让这位创业英雄目光如炬；微微上扬的嘴角透露出一丝深不可测的自信的微笑。这种犀利的表情几乎成为了当今中国各种"成功学导师"们竞相模仿的标准照模式，出于肖像权原因作者不能在此一一列出。其实笔者在很大程度上也是崇拜乔布斯的：他在斯坦福大学的演讲听来荡气回肠，尤其是那句"Stay hungry, stay foolish"仍

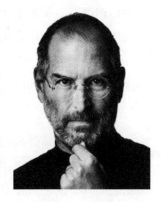

图片取自网络

记忆犹新。但是在私人生活方面，他却很难称得上幸福：拒绝接受亲生女儿以致闹上官司缠身，而且在最后弥留之际仍然拒绝和自己的亲生父亲通话。这位难得的天才刚刚知天命之年就撒手人寰，确实是值得我们惋惜和反思的。相比之下，另一位中国的著名企业家的标准照则似乎和"主流"格格不入。

照片上俞敏洪眼轮匝肌配合颧大肌不自主收缩，露出整排的上牙——这是最标准的真诚的微笑。不仅如此，笔者搜遍了各大搜索引擎，都没有找到他那种"目光如炬"的表情。同为成功企业家，差距咋就这么大呢？下面他的这些名言或许有助于我们了解俞敏洪其人："人生最重要的价值是心灵的幸福，而不是任何身外之物。""有财富未必有人生，有人生未必无财富。""生命从不依赖人本身之外的东西，名誉、财富和已取得的成功都不是可以依赖的对象，它与你的心态息息相关。""让我们全心全意地收获生活的每一天，在平凡的日子里感受生命的美好，在耕耘里感受劳动的快乐和收获的期

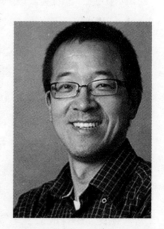

图片取自网络

待。"有趣的是，正如"狼性精神"生动地表现了一种凶猛的竞争精神，俞敏洪对于人的奋斗也提出了自己的看法："水的精神"。他在《赢在中国》中演讲到："每一条河流都有自己不同的生命曲线，但是每一条河流都有自己的梦想——那就是奔向大海。我们的生命，有的时候会是泥沙。你可能慢慢地就会像泥沙一样，沉淀下去了。一旦你沉淀下去了，也许你不用再为了前进而努力了，但是你却永远见不到阳光了。所以我建议大家，不管你现在的生命是怎么样的，一定要有水的精神。像水一样不断地积蓄自己的力量，不断地冲破障碍。当你发现时机不到的时候，把自己的厚度给积累起来，当有一天时机来临的时候，你就能够奔腾入海，成就自己的生命。"我们可以看出，他不仅仅是心怀梦想，而且也重视生活中一点一滴的感受，他的生命多了一份从容。或许通过以上的对比，我们能够对追求成功和生活幸福有更加深刻的看法。

本章小结

本章考察了最受人关注的变量之一——金钱对于幸福感的作用。之所以这样说，可能是因为我们倾向于将这两者视作一对权衡（trade-off），金钱万能和金钱无用之间的争论一直没有停止过。所以了解金钱对于幸福感的作用就成为最有意思的问题之一。

首先,通过不同国家、地区之间横向的幸福感比较,我们发现了金钱和幸福感之间具有普遍的正向联系。但是我们随即发现这种联系的强度并不高,而且很容易发现反例。这种现象的一种解释是"效用边际递减"的理论,也就是说随着人们物质条件变得更加充裕,等量的钱带来的幸福感会减少。然而这种理论也面临着某些来自极富和极贫样本的不一致的证据。

横向比较只是发现幸福感的作用的一方面的证据,另一方面的证据来自纵向的数据。包括美国、中国等国家在内的数据几乎一致表明,经济的发展并不能带来人民幸福感的提升。当我们观察那些暴富的个人,我们也会发现他们的财富并没有直接让他们变得更加幸福。

尽管有上面这些研究证据,我们的社会仍然非常重视追求财富,这很大一部分可以归因于近代社会的"资本主义精神"。这种在现代文化中根深蒂固的思想有可能会让人们南辕北辙,远离幸福。中国社会改革开放以来受到了"资本主义精神"的冲击,在某些人中间追求物质富裕甚至已经到了不惜牺牲人性的程度,确实值得反思。

Ⅳ 幸福感与投入工作

做了正确的事情，才有好心情。

——亚里士多德

　　尽管人们对幸福的认识有很大差异，但是作者发现，至少在近现代文献中，有两个因素对幸福起着至关重要的作用——爱和工作。比如说，心理治疗的开山鼻祖弗洛伊德认为，幸福就是"去爱、去工作"。意义疗法的创始人弗兰克尔（Viktor Frankl）也说过：幸福的生活＝喜欢的工作＋喜欢的人。北京师范大学心理学院刘翔平教授曾对此有过生动的描述：每天早上，骑着小车儿，哼着小曲儿，开开心心地去做喜欢做的事情；下了班儿，开开心心地骑车回家，喜欢的人儿在家里等着——这样的小日子一定是幸福的不得了。当代英国著名学者巴克莱（William Barclay）、当代中国著名学者于丹分别都提到过，真正的快乐来自做喜欢做的事、爱喜欢的人，以及对生活抱有期待。笔者认为，爱和工作这两个因素之所以重要，是因为它们能给人们带来持续的幸福感。正如我们在最后一章中将会看到的，物质享受所带来的幸福感是非常容易产生心理适应的，但是爱人和工作能持续地提升我们的情绪、让我们感受到自己的价值，从而让生活更美好。本章就将介绍关于工作和幸福感之间关系的研究，而接下来的一章则将介绍人际关系方面对于幸福感的影响，其中就包括了亲密关系。

　　在本章的第一部分，我们将看到幸福感来源于一种有意义的忙碌，这种有所投入的生活往往比休闲放松但无事可做的生活更让人愉悦。有时我们对工作往往有一种排斥，这很大程度上是由社会环境所塑造的。我们可以做出无法回头的决定来帮助自己投入。在本章的第二部分中，我们将看到与工作联系更加紧密的研究结论，包括三种工作态度、工作倦怠方面的研究，以及达到幸福工作的两种途径。

4.1 幸福感来自有所投入的充实生活

4.1.1 有意义的忙碌

先来看一个实验。

你来到一个实验室,工作人员告诉你,你的任务是填写一些关于学校的调查问卷,除此之外,你不应当做任何别的事情。因此你的手机、书本也都被工作人员放到一边保管起来。问卷发下来之后你开始做,过了一段时间,做完之后,实验人员对你说 15 分钟之后会有另外一份问卷,在此期间你需要把做完的问卷交到指定的地点。有两个地点可以交问卷:第一个就在你做问卷的房间外面,而另一个则在挺远的一个地方。如果你选择后者,往返一次差不多刚好可以赶上回来做第二份问卷。无论你选择哪里,交上问卷之后都可以选择一块牛奶巧克力或者黑巧克力作为奖励。

"嘿,那还用说吗,谁那么神经病非得跑大老远地去交卷?"你想。于是你随手把问卷交到门外头,然后回来闲着没事儿干。15 分钟结束之后,你收到的问卷里问道:"在刚刚过去的这 15 分钟内你感觉如何?"于是你选择了 3,代表"一般般"。

在奚恺元等人做的这个实验中,那些去远处交卷的被试填写的幸福感分数显著高于那些交到近处的被试。这个实验说明了,没事找事会被我们的理性判断为愚蠢的,但是恰恰是这种不合理的行为会提高我们的幸福感受。在该研究的另一种情景下,被试没有选择的权利,而是被随机分配到近处或者远处交卷,结果仍旧显示,把问卷交到远处的被试的幸福感显著高于把问卷交到近处的那些被试。

在奚恺元进行的另一项类似研究中,被试的任务是学习如何鉴定珠宝。同样地,被试学着学着,这些实验者要离开 15 分钟,把手链交给了被试。他们对被试说,"你们可以把手链拆掉,然后再穿回原状"。可想而知,几乎没人会做这么无聊的事情。在另一种条件下,被试被要求把手链拆掉再重新装上。在这两种条件下(建议和要求),实验结果都显示那些在这 15 分钟内有事情做的人感觉更好。

这一系列实验说明,有意义的忙碌能够提高人类的幸福感。法国著名思想家罗曼·罗兰说过,"生活最沉重的负担不是工作,而是无聊。"弗兰克尔曾经研究过年轻人的抑郁,并且提出了一个概念叫做"失业神经症"(unemployment neurosis)。他在论文中指出,这种"失业神经症"产生于双重的错误认同:没有工作就等于没有用处,没有用处就等于生活没有意义。结果,弗兰克尔成功地说服抑郁者自愿参加青年组织、成人教育、公共图书馆和诸如此类的组织——结果他们的抑郁神奇地消失了。应该注意的是这些活动并没有报酬,并没有改变他们的经济状况,他们仍然饥饿贫困;但是这些活动是有意义的,让他们忙碌起来,充实了他们大量的空闲时间。这说明对于人来说,有意义的忙碌就同饮食着装一样是我们的基本需求。

4.1.2 工作意义的社会文化建构

"有意义的忙碌"说来简单,却并不容易做到。首先,"存在先于本质",存在主义认为意义是被建构出来的,因此当西西弗斯把那块大石头一遍又一遍地推向山顶的时候,是他的勇气让他建构出了一个意义。在日常生活中,我们的意义往往是被社会文化建构出来的。人类对于社会文化的这种依赖有其好处也有其坏处。好的一方面我们可以看大萧条时期美国政府的所作所为。从 1929 年到 1933 年,美国失业率从 4% 急升至 25%。罗斯福政府大量拉动内需,建设了拉什莫尔山雕塑、胡佛大坝等地标性建筑,还在人迹罕至的地方大量修建公路——这样的政策为大量的人口解决了就业问题,不仅降低了犯罪率,而且还形成了举国上下紧密团结共渡难关的爱国热情。尽管未能做到将失业率降至 14% 的目标,"新政"仍然成功地将 30 年代失业率控制在了 17% 的水平。在社会文化的引导之下,人们找到了可以干的事情,不仅仅充实了生活,让人们凭借一股干劲勇闯难关,而且还附带着能够建设家园,真是一举两得。其他的例子比如在和平时代,机场特意把行李转盘设置的远一点,让取行李的旅客多走几步。这样的设计会让旅客觉得有事可做,对于等待的时间不易察觉。

但是另一方面,社会文化的坏处体现在,我们容易形成对于社会文化所建构的意义的依赖,从而我们的内部动机被逐渐削弱,更加依赖于外部动机。我们的社会中倾向于把工作视做一种令人讨厌的东西,很多人认为工作的目的就在于养家糊口,或者是赚钱以后的享受,而工作本身则没什么高尚的价值。例如,被视为人本主义心理学先驱的弗洛姆(Erich Fromm)在其著作《爱的艺术》中提到:

现代人除了 8 小时的工作时间以外,就极少有自我约束感。他一不工作,就会变得懒散或无精打采,若用一个较体面的词儿来表达的话,则是"放松一下"。这种懒散的欲望,主要是对常规化的生活的一种反作用。人被迫一天花 8 小时来消磨自己的精力,他并不是出于自己的目的、按照自己的方式进行工作,而是单调和常规性的工作安排和控制人的生活目的和方式。正因为如此,他才反抗;并且,他所采取的反抗形式,往往是婴儿时期的一种自我满足。

有一个比较经典的故事:有一个住在海边的老头,他很苦恼,因为有一些小孩子总是在他家外面玩闹,还朝他的房子扔石头。老头开始很气愤,出去驱赶、斥责孩子们,不过孩子们过一会儿就又回来了。有一天他终于想出了一个主意,来到孩子们中间,说孩子们你们好好玩儿,每次你们来我就给你们1块钱。孩子一看平时态度恶劣的老头子突然和蔼起来了,很是蹊跷,不过零花钱还是很有吸引力的。于是以后他们每次来玩都上老头子家敲门要钱。有一天,老头子开开门,说孩子们,我的钱已经用完了。孩子们于是说,"哼,没钱谁上你这儿来玩?"以后孩子们就再也没有出现过。其实很多情况下,工作也是人类天性的一部分:人们通过工作认识世界、改造世界,与自然接触、融为一体,实现生命的意义。然而在社会的外部奖励下的工作,容易使人对外部因素产生依赖,从而一旦外部因素不再发挥作用,就产生厌恶的情绪,不能够再全身心地投入进去。这种人类本真的动机被外在奖惩所绑架的现象在心理学中叫做"内部动机外化",它塑造了我们对工作的好恶。

在《教学的勇气》(*Courage to Teach*)一书中,帕克·帕默(Parker Palmer)写到:"在一个把痛苦和工作绑在一起的文化里,揭示工作最大的特征在于深度的幸福感,这是非常具有革命性的"。唐纳德·赫布(Donald Hebb)在 20 世纪 30 年代做过一项研究:他选取了 600 名 6～15 岁的学生作为被试:他们不需要再做家庭作业了。如果他们不乖的话,就会被罚出去玩儿;如果他们好好表现,则会得到更多的功课。结果在短短的一两天之内,学生们都选择了好好在课堂上表现,为了学到更多的知识。这个实验说明,就像社会建构出对于工作的厌恶、对于休闲的偏好一样,我们也可以建构出对于工作的热爱。

4.1.3　为自己做出选择来克服怠惰

在上面的实验中,被强迫去远处交卷的被试和被强迫把手链拆开来重新组装起来的被试,尽管他们没有选择,不得不去做自己本来不愿意做的事情,但是其结果是他们的 15 分钟过得更加充实、更加愉快。有的时候,我们可以利用这一点,帮助自己做出一个无法挽回的决定,这样自己就只能够沿着自己选择的道路坚持走下去。1879 年,爱迪生宣布,他会在年底公开展示电灯。事实上他之前的实验都是失败的,但他这种做法实际上就像是把背包扔到了墙的那一边,大有破釜沉舟之势。结果是在那年的最后一天,他居然真的成功了。1962 年,肯尼迪总统向全世界宣布,美国在 20 世纪 60 年代末,将会第一次把人类送上月球,尽管当时连一些太空船所需的材料都没有发明,技术方面完全不到位。笔者曾经很爱看的一部动画片是《钢之炼金术师》，其中的主人公为了出发寻找救赎之路，一把火将自己的家烧掉了。当时我很不能理解；现在看来，"没有退路"能够很大程度上激发我们的行动，让我们投入生活。《哈利·波特》的作者 J. K. 罗琳（J. K. Rolling）在哈佛大学的演讲上说：

"从任何传统的标准看，在我毕业仅仅七年后的日子里，我的失败达到了史诗般空前的规模：短命的婚姻闪电般地破裂，我又失业，成了一个艰难的单身母亲。除了流浪汉，我是当代英国最穷的人之一，真的一无所有。那么为什么我要谈论失败的好处呢？因为失败意味着剥离掉那些不必要的东西。我因此不再伪装自己、远离自我，而重新开始把所有精力放在对我最重要的事情上。如果不是没有在其他领域成功过，我可能就不会找到，在一个我确信真正属于自己的舞台上取得成功的决心。"

往往是在没有选择、没有退路的情况下，人的最大潜能才会被激发出来，这一点不仅得到了上面名人成功事迹的支持，更有大量的心理学实验证实了这个结论。有研究发现，那些告诉朋友们自己要远离性行为的青少年更可能保守他们的誓言。另一项研究发现，那些明确地回答研究者，告诉他们自己会参加选举的人更可能投出他们的选票。有一项来自斯克兰顿大学（University of Scranton）的研究发现，那些把自己的新年决心——例如在新的一年中戒烟、改善人际关系、成为一个素食者等等——公之于众的人，比那些自己默默下定决心的人，最终成功达成目标的机会高出十倍。

丹·艾瑞里（Dan Ariely）是杜克大学（Duke University）的教授，他曾经在自己教授的班级做过一个实验，实验的对象就是他的学生们。在学期开始的时候，丹·艾瑞里为 3 个班级规定了 3 种不同的交作业期限。第一种是专制型，也就是教授要求学生们在学期的第 4、8 和 12 周分别交上 3 份作业。第二种是完全的放任自由式，规定学生们只要在期末之前交上 3 份作业即可。比较有趣的是第 3 种方式，即让学生们为自己规定一个交作业期限。学期末课程结束后，当丹·艾瑞里他比较 3 个班的成绩时，发现专制型的成绩是最好的，而放任自由的那个班成绩最差。不过有意思的是，如果学生们能够在学期开始的时候给自己规定一个作业期限，那么相比于完全的自由放任，其成绩也会有显著的提高。以上这些研究都说明了，把自己的计划公诸于众，用一种外部的手段增强自己对于某一行为的承诺，能够帮助自己规划自己的行为，帮助自己克服未来可能遇到的困难，从而更好地坚持自己的目标。

4.2 工作如何带来幸福感

4.2.1 "高级"的工作态度

请细读下面三段文字,看看你是比较认同 A 小姐、B 小姐还是 C 小姐。

A 小姐做这份工作主要是希望多赚一些钱,如果她有钱就绝对不会再做目前这份工作。A 小姐的工作是生活所必需的,像呼吸或睡眠一样重要。她常希望时间过得快一点,好早一点下班,也非常期待周末和假期。假如 A 小姐的生命可以重新来过,她可能不会再做这样的工作。她不鼓励朋友或孩子进入这个领域,自己则非常期待早日退休。

B 小姐喜欢她的工作,但是并不想五年后还在做这份工作,她希望能转到薪水更高的工作上去。她对自己的未来有很多打算,有的时候,她觉得现在的工作好像是在浪费时间,但是她知道必须做得够好才有可能升职。B 小姐非常期待升职,对她来说,升职等于是对她工作表现的肯定,是她比同事优秀的表现。

C 小姐的工作是她生命中最重要的一个部分。她很高兴自己能干这一行,因为这份工作对她的自我认同很重要。在作自我介绍时她总是先说自己的职业。她常把工作带回家做,度假时也会带着。她的朋友大部分是从事同样工作的同事,她也加入了许多跟工作有关的组织和社团。C 小姐很喜欢她的工作,因为她认为这份工作会使世界更美好。她会鼓励朋友和孩子进入这个行业。假如她被迫停止工作,她会很难过,她不期待着退休。

纽约大学商学院的艾米・瑞兹纽斯基(Amy Wrzesniewski)教授提出,人们的工作态度可以分为三个层次:工作(job)、事业(career)和使命(calling),分别对应上面 A、B、C 三位小姐的情况。如果你认为自己的工作就仅仅是一个工作,那么的工作就是为了赚钱养家糊口,你工作的原因不是因为自己想工作,而是因为你不得不工作。而且你也不在乎工作过程中是否有乐趣——毕竟,除了薪水之外,你在工作的时候所期待的就只有假期了。如果你认为自己的工作是自己的事业,那么你对工作的投入就是更深一层的,你不仅仅希望从工作中获得金钱,而且还希望获得名誉和地位,通过晋升来彰显自己的成功。而"使命"——其实就像这个词字面上所表达出来的一样,它具有某种信仰的价值。Calling 这一词来源于《新约》中的《哥林多前书》:"Let each of you remain in the condition in which you were called."(各人蒙召的时候是什么身份,就要守住这身份),意指上帝为人们安排的职业命运。实际上英文中的"职业"一词,即 vocation,也是来源于表示上帝讲话的词根 voc_。因此,能有这种高度的工作观的人一定不一般:他们认为其工作本身对人类就充满了价值,因此对其工作就满怀热情。工作的过程本身就能够带来满足感,与薪水、升迁都没有关系。工作对于他们是通往自我实现、自我和谐的道路,是一种恩典。可以想象,拥有这种工作观的人最容易获得持久的幸福感:即便薪水不高、少有晋升的机会,人们也能够持续地工作下去,并享受这一过程。

瑞兹纽斯基认为,这种"高级"的态度并不仅仅囿于"高级"的工作,例如,法官、领导、学者、艺术家等等;她和同事们研究了 28 位医院清洁工,尽管每个人工作的内容是一样的,但是那些把清洁工作看做使命的人使工作变得更有意义:他们把自己的工作看成治疗病人的重要一环,要求自己工作有效率,并能预见到医生和护士的需求,使医护人员有更多的精力用于治疗病人,并且他们会在工作环境中寻找那些能够发挥自身主动性的地方,而那些把清洁工作仅仅当做工作的人则只会完成分内工作。

4.2.2 某些职业的特征也会引起倦怠

瑞兹纽斯基的研究似乎告诉我们,我们的工作态度可以独立于工作形式——各行各业都可以产生爱岗敬业的模范劳动者。然而另一些研究却发现了特定的职业可能和人们的幸福感有确定的联系。工作倦怠(job burnout)也称"职业倦怠",有时也被翻译为"工作耗竭"、"职业枯竭"等,这一概念最开始是由美国纽约基础临床心理学家 H. J. 弗洛伊登伯格(H. J. Freudenberger)首次提出的,用来描述与工作相关的一系列症状。马斯拉克(Maslach)和杰克森(Jackson)最早用三维度模型对其做了操作定义:他们认为工作倦怠是一种心理上的综合病症,主要有 3 方面的表现,即情绪衰竭(emotional exhaustion),人格解体(depersonalization)以及个人成就感丧失(diminished personal accomplishment)。对工作感觉倦怠的人最主要的症状是情感努力过度付出,从而导致情绪资源的耗竭感受,这和我们日常生活中的印象是一致的。此外马斯拉克等人还提出工作倦怠者的人格还容易出现变化,容易变得对他人的态度冷淡、消极,丧失主动性,过度隔离,以及愤世嫉俗;在专业方面,他们的自我效能感降低,觉得工作没有价值、没有成就。

马斯拉克等研究者发现了影响工作倦怠的一些因素,这些因素有个体自身的,也有来自工作的。例如,低自尊就是对于工作倦怠有很强预测作用的人格变量。在工作方面,研究者发现有两个特征与工作倦怠密切相关:工作需求和工作资源。比如说要求个体在短时间内超负荷工作就容易产生倦怠感。工作需求要求个体所付出的身体上或者生理上的努力一旦超过个体能够应付的限度，就很容易反映在个体的情绪倦怠上面。确实我们经常会有这样的感受：上级安排下一个任务，这个任务非常具有挑战性，自己会担心完成不了，进而开始怀疑眼下所做的事情是否有意义，容易产生绝望情绪。工作资源则是个体能够利用的支持因素，可以降低工作需求相关的心理消耗，达到缓冲调节器的作用。例如马斯拉克就认为工作中的社会支持非常重要——你的工作场所是见不着人的、冷漠的，还是团队氛围浓厚、大家其乐融融同舟共济的？工作伙伴可以在我们面对压力的时候拉我们一把。

因为工作的特征不同，不同的职业也就有了不同的工作倦怠的概率。早期的工作倦怠研究主要集中在人及服务领域和教育领域，因为这些职业的人与人打交道比较多，容易产生情绪耗竭。后来随着概念和测量工具的发展，研究者发现工作倦怠不仅仅容易在以上领域出现，也会出现在一些人际要求不是那么高的职业，比如管理者、IT业等。马斯拉克等人所做的一项调查比较了美国和荷兰的五种工作类型——教师、社会服务、医药、心理健康以及司法执行——的工作倦怠状况。结果发现，两个国家的工作倦怠情况有相似的特征：法律从业者的愤世嫉俗态度比较强，而情绪衰竭程度比较低；教师的情绪衰竭是所有这些职业中最高的；医药从业者的情绪衰竭和愤世嫉俗的程度都比较低，但是效能感也比较低。

这里再一次验证了上一章我们得到的关于金钱和幸福感之间的关系。根据1999年的调查，刚出道的小律师在大型律师事务所一年就可以赚20万美元，律师早已超过医生成为美国最高薪的行业。律师职业所拥有的其实还不仅仅是高薪，其社会地位和工作成就也受到社会的高度认可。可就是这样的一个职业，根据最近的调查显示，有52%的从业者对生活不满意。相比于其他的职业，他们的心理健康状况更糟糕——他们比一般人更容易得抑郁症。约翰·霍普金斯大学的研究员发现，在104种职业中，有3种职业比其他行业有显著的抑郁症风险，律师排名第一，其患抑郁症的概率比一般人高出3.6倍，同时律师也是吸毒和酗酒的高危人群。律师的离婚率，尤其是女律师，也比其他行业更高。这样的一个情况告诉我们，一个职业不论其薪水多少、地位高低，它具有的某些内在的工作特征可能与其从业者的幸福感有着密切的联系。塞里格曼分析律师行业的如下几个特性让它的从业者更容易远离幸福：一是悲观的解释风格，倾向于把不好的事情归因于个体自身的稳定特质；二是有责无权，他们的职业责任很大，工作选择权却很少;三是非赢即输,即律师界尽管打着伸张正义的旗号,实际上却是为得到雇主的金钱服务。

4.2.3　如何提高工作中的幸福感:两种思路

以上我们讨论了工作态度和工作的特性、类型对于工作情境中的幸福感的影响。看上去两方面的论断都得到了支持:一方面强调个人的特点,也就是我们自身的工作态度能够帮助应对不同的工作环境,从而决定我们的工作表现和幸福感;另一方面,似乎工作的特性也会决定工作对于个体的需求,从而影响到工作的表现和幸福感。因此,为了获得工作中的幸福感,我们就有两种思路:改变自己的工作态度,或者是改变工作本身。

对于那些还没有形成强烈的职业承诺的个体,例如大学生,其目标应该是找到一个能让自己投入热情进去的工作。正像塞里格曼所说的,"如果职业能与内在崇高的目标相配合,就会形成一个双赢的局面,老师与学生一起成长,成功治愈病人对医患双方都有好处。"每个职业都有其内在的特性,如果这一特性能够与个体的人格特征很好地契合,人们就会感觉到在工作中如鱼得水。霍兰德(John Holland)是美国约翰·霍普金斯大学的心理学教授,他于1959年提出了人格—工作匹配理论,认为个人的人格特征决定了其兴趣,从事与其兴趣相关的职业可以最大程度地调动人们的积极性,从而获得更佳的表现。他提出了六种性格特质,分别对应六种职业类型,如下表所示。

类　型	特　点	性格特质	适合职业例子
现实型	偏好实际的技术操作	踏实、沉稳、实际、循规蹈矩、不善交际	机械操作人员、工程人员、制造业人员、农业
研究型	偏好思考、组织的活动	好奇、独立、分析、创意	实验室人员、科学研究人员
社交型	偏好协助他人、为他人服务的活动	亲切、合群、善解人意	社会服务、教育工作、医疗工作
常规型	偏好按计划、受他人指挥的活动	服从、讲求效率、实际、缺乏弹性	行政人员、会计人员、秘书
企业型	偏好以言语交流、显露自己才能的活动	自信、野心、充满活力、好权力	商人、政府官员、律师、公共关系人员
艺术型	偏好以艺术性、创新性的途径表现自己才能	创新、具想象力、理想性、情绪化	艺术创作、设计师

表格引自 Making vocational choices:A theory of careers. Holland, J. L.

　　根据霍兰德的理论,即便是律师职业也能找到最适合的人选——那些自信、希望以语言的形式展示自己的才华和野心的人。所以我们可以说,律师行业的问题可能并不是其工作本身有多么不好,而很有可能是这一行业的高薪使得很多本身并不适合做律师的人参与进来,这样性格和职业需求的不匹配才导致了衰竭感的产生、幸福感的降低。因此,我们应该做的就是尽量认识自己、接触世界,看清楚什么样的工作最适合自己。哈佛大学《幸福课》著名的本-沙哈尔在其《幸福的方法》中引用了其老师奥哈德·卡敏(Ohad Kamin)的一段话:"生命很短暂。在选择道路前,先确定自己能做的事;在其中,做那些你最想做的;然后再细化,找出你真正想做的;最后,把那些你真正最想做的事付诸行动。"这段话的道理可以用下面的四个圆来表示。

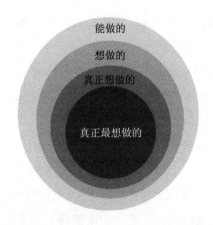

图片引自《幸福的方法》,泰勒·本-沙哈尔著,第 76 页

　　对于很多人来说上面的建议应该是有效的。但是另一方面,很多人已经对工作形成了长时间的承诺——让一个已经在政府中奉职 20 年的公务员辞职去做自己喜欢做的绘画将会是一件很冒险的事情。而且,任何工作中都会遇到困难,如果我们轻易地就把遇到的挫折归结为自己并不适合干这行,从而不停地更换工作,这也是一种对于工作责任的逃避,最终将导致我们一事无成。正像英国前首相丘吉尔所说的,"不要想着去做你喜欢做的事情,你要学会去喜欢你正在做的事情。"确实,虽然我们每个人根据自己的特质都有自己最适合做的事情,但是这个最适合做的工作也并不是绝对的,我们和工作是一种相互选择、相互适应的关系。每一个人,不管是清洁工,还是律师、总统,都可以在自己现有的工作中找到使命感,从而获得幸福感。简·达顿(Jane Dutton)说,"即使是在最受限制最乏味的工作里,员工一样可以为工作赋予新的意义。"

在一项针对医院清洁工的研究中,一组人觉得他们的工作就是打工,无聊、无意义;另一组人则觉得自己的工作很有意义,工作得很投入。第二组人在其工作中找到了使命感:他们并不只是倒垃圾和洗衣服;相反,他们的工作对于医院至关重要,如果没有他们,医院就不能够正常运转,病人就不能更好地康复。因此,他们在清洁工作中充分地发挥了创造性,与护士、病人和家属交谈,把医院员工和病人的舒适看做自己的责任。这种积极的工作态度还在发型师、技工、护士以及饭店的帮厨中被发现了,他们从繁琐的日常工作中找到了使命感,从中获得了更多的意义和快乐,而他们与服务对象的关系也不仅仅是金钱关系了。

本章小结

本章的两个部分可能有助于我们对于工作形成一个新的、更加科学的看法。工作是人类天性的一部分。平时大众媒体经常把工作渲染成一件讨厌的事情,一件纯粹是自己为了获得金钱、名誉等等而进行的付出;但是就像第一章中那个在地狱中无所事事的重刑犯一样,如果真的没有事情可做,我们都会不幸福。就像爱因斯坦所说的,"只要你有一件合理的事去做,你的生活就会显得特别美好。"因此,在工作中我们不仅仅是付出,我们也在成长。

经济学中有一个基本假设:理性人会考虑机会成本。也就是说,当我们选择投入地工作或者单纯地闲着的时候,我们会想到工作让自己失去了闲暇,因此工作的机会成本就是失去闲暇。但是我们对于失去什么的估计并不总是准确的:在这种情况中我们并没有预料到工作可能给生活带来的充实的意义感。因此,为了更有幸福感,我们可以给自己订一个计划,逼着自己去完成一项任务。

工作对于我们幸福感的作用很大程度上受到我们态度的影响:那些在工作中找到生命的归宿、找到对于世界的意义、找到自己的使命的人最为幸福。但是另一方面,人和工作是相互匹配的,除了工作者的内部因素之外,工作本身的特性也会影响幸福感。因此,为了找到一种最佳的人—工作匹配,我们需要在选择工作和适应已有的工作之间做一个平衡——那些获得了最佳平衡的个体,在工作中就能够体会到天人合一、物我两忘的境界,就像历史学家约翰·富兰克林(John Franklin)说的那样:

你可以说我这一生每一分钟都在工作,你也可以说我这一生一天都没有工作过。我常常说感谢上帝今天是星期五,因为对我来说,星期五表示可以连续两天一直工作而不被打断。

V 幸福感与社会关系

> 久旱逢甘雨,他乡遇故知,洞房花烛夜,金榜题名时
>
> ——人生四大喜

上面是中国古人对于人生四大喜事的看法。又有后人仿照这四句话的格式编了一首不是那么广为流传的"四忧诗":"寡妇携儿泣,将军被敌擒;失恩宫女面,落第举人心。"可以看出,在四大喜中,除了"久旱逢甘雨"之外,剩下三项都是与人际关系有关的——他乡遇故知讲的是同乡之情、友情,洞房花烛夜讲的是爱情,而金榜题名时则讲的是自己的成就得到了他人的认可。在四忧诗中就更是全部和人际关系有关了。根据马斯洛的需要层次理论,人们在满足了生理的和安全的需要这两种动物也会具有的"缺失性需要"之后,剩下的归属和爱的需要、尊重的需要和自我实现的需要都需要在人际关系中加以实现。几乎所有人类特有的活动都是在社会关系中进行的,这些活动决定了人类向着更高层次的自我整合的发展。上一章介绍了工作与幸福感,本章则介绍被弗兰克尔等人认为是与工作同样重要的社会关系与幸福感。本章的第一部分是关于一种特殊的社会关系——婚姻,因为婚姻对于幸福感的影响极为重要,在积极心理学领域中被研究得最多。在本章的第二部分,我们介绍除了婚姻之外,社会作为一种大的环境,其中的其他因素对于个体幸福感的影响。

5.1 幸福感与婚姻

5.1.1 婚姻将快乐加倍,将痛苦减半

因为爱着你的爱

因为梦着你的梦

所以悲伤着你的悲伤

幸福着你的幸福

因为路过你的路

因为苦过你的苦

所以快乐着你的快乐

追逐着你的追逐

以上是台湾歌手苏芮《牵手》一歌中感人的歌词。我们都有过那种和心爱的异性分享经历、想法和感受的美好感觉——当然,对于有些人来说这种关系是发生在同性之间的(事实上《牵手》是作为电影《喜宴》的片尾曲出现的,而这部电影讲的就是同性恋)。下面我们所讲的婚姻就是对这种亲密的浪漫关系的统称,无论这种关系是发生在同性或异性之间,也不一定经过正式的结婚仪式。就像培根(Francis Bacon)说的那样,只要是爱就可以"将我们的快乐加倍,将我们的痛苦减半。"

一项来自对非常幸福的那些人的统计:研究发现我们之中最幸福的那10%的人几乎都处在浪漫的关系之中。很多调查都显示,结婚的人比较幸福。在已婚的人中,有40%的人说他们"非常幸福",而只有23%的未婚者这样说。在17个做过这一调查的国家和民族中都是如此。另一方面,抑郁症的调查则得出了相反的情况:结婚的人最少得抑郁症,从来没有结过婚的人次之,以下依次是离过一次婚的、同居的,而离过两次婚的患抑郁症的概率最大。同样,情人分手或失恋也是最主要的情绪压力来源。当访谈者请人们描述"上一次发生在你身上的不幸事件"时,一半以上的美国人的答案是失恋。专门研究家庭的美国社会学家格兰·埃尔德(Glen Elder)通过研究住在旧金山的第三代移民的生活发现,婚姻可以帮助人们抵抗不幸的打击。结了婚的人最能忍受贫穷、经济大萧条以及战争。

那么为什么婚姻具有如此重要的作用呢? 研究爱的社会心理学家哈赞(Hazan)提出,爱有三种:第一种爱能给我们舒适、接纳和帮助,可以提升我们的信心,指引我们的方向,我们也会爱对方,最典型的例子是孩子爱他们的父母。唐纳德·温尼科特(Donald Winnicott)做过一个研究,发现在母亲身边玩的小孩要比不在母亲身边玩的小孩更有创造力。母亲的周围似乎形成了一种无形的"创造力圈",在这个圈内孩子会感到安全感,感觉到背后有人在支持着他,因此他们更有勇气去尝试,跌倒了就可以再爬起来。当我们长大后,这个圈的尺度也会扩大,我们只要知道有人在关心着自己,就会产生同样的安全感。第二种是我们会爱那些依赖我们为生的人,如父母对子女的爱。第三种爱是浪漫的爱——把对方理想化,将对方的优势和美德放大,将对方的缺点缩小。关于这一点,纽约州立大学的珊德拉·默里(Sandra Murray)教授做过一个有趣的研究:她请夫妇或男女朋友根据各种不同的优势和缺点分别给自己、自己的伴侣、自己想象中的理想伴侣评分,然后请这对夫妇的朋友再就同样的项目来评分。这项研究中你的配偶对你优势的评分和你朋友对你优势的评分,两者之间的差距越大,就表示你的配偶对你越有浪漫的幻觉。令人惊讶的是,结果发现这个幻觉越大,婚姻就越美满,关系就越稳固。最快乐的夫妇只注意对方的优势,而忽略对方的不足。

5.1.2 依恋关系与婚姻幸福

然而,就像是我们生活中所观察到的,并非所有人都能够通过婚姻获得幸福。单纯强调婚姻的作用会流于肤浅的结论,我们应该从婚姻中发现,是否在婚姻中有一些好的特性可以预测幸福感? 先来看下面三段叙述:

1. 我发现我很容易跟别人亲近,我依赖他人或他人依赖我都不会使我感到不舒服。我不担心被人抛弃,或别人跟我太亲密。

2. 我跟别人太亲近时会觉得很不舒服、不自在。我发现我很难完全相信别人或让自己去依赖别人。当别人跟我很亲密时,我觉得紧张,我的情人常希望我能跟他更亲密一点,但我做不到。

3. 我发现别人不太情愿跟我亲密,至少比我希望的疏远。我常担心我的情人不是真的爱我,不想跟我在一起。我很想跟别人完全结合在一起,但是这个想法常常把他们吓跑。

这三种交流的模式代表了研究爱的心理学家们对于三种典型依恋风格的划分。如果你发现自己很符合第一种叙述,那么你的爱的风格就是安全型的;如果符合第二种,就是回避型的;如果符合第三种,就是焦虑型的。依恋风格的研究起源于二次世界大战期间约翰·鲍尔比(John Bowlby)对于孤儿的观察。当时由于战争的缘故很多婴儿被政府收养,而约翰·鲍尔比认为这样将婴儿从亲生母亲怀中夺走会对孩子的成长造成毁灭性的损害。后来美国霍普金斯大学的玛丽·安斯沃思(Mary Ainsworth)将鲍尔比的理论构想用实验进行了验证:在实验中,她首先请母亲把婴儿带进一间游戏室,当孩子去玩新玩具时,母亲安静地坐在后面。然后一位陌生人进来,母亲离开,陌生人哄着孩子继续玩,然后母亲再进来。如此进行很多次,玛丽·安斯沃思设计了不同的情境来考察婴儿与母亲、与陌生人进行互动的模式。结果她的实验结果验证了约翰·鲍尔比的观点,即发现了三种风格。有安全感的孩子以母亲为安全基地去探索房间,当母亲离开时,他就停下来不玩了,但是对陌生人很友善,可以被哄着继续玩。当母亲再进来时,他会抓着母亲不放,当他觉得舒适有安全感之后,又会继续去玩。回避型婴儿的情况则不一样:母亲在的时候他也会去玩,但是他很少笑,也不会把新奇的玩具拿给妈妈看。当母亲离开时,他也没有强烈的反应,对待陌生人就像对待妈妈一样冷淡。当妈妈回来时,婴儿就像没看见一样,当妈妈把他抱起来时,他也不会抓着妈妈不放。焦虑型的婴儿则似乎不能把母亲作为探索的后方安全基地,他们紧抓着母亲不肯下来玩,生怕妈妈离开。当妈妈离开的时候他们会大哭,陌生人无法使他们安静下来。当母亲再度进来时,他们冲过去抱住母亲,但是会很愤怒地把头转开。

哈赞等人认为,鲍尔比等人所发现的依恋风格不仅仅适用于婴儿和母亲之间的互动,也适用于成年人之间的浪漫关系。他们认为,婴儿时期与母亲之间的这种关系会保留下来,迁移到他今后一生中各种亲密关系上去:童年时期和兄弟姐妹、好朋友的关系,青少年时期和初恋对象的关系,甚至之后的婚姻关系。因此,安全型的依恋关系是爱情生活中的积极因素。有一项研究通过日记找出人们的依恋风格,然后分析不同风格的人配对的结果,发现安全型的人跟别人亲密相处时很自在,他们不太担心这段关系会不会成功,而且更重要的是他们对婚姻比较满意。所以两个安全依恋型的人在一起的婚姻是最稳定的,而研究又发现,即便只有一方是安全型的,另一方是回避或焦虑型,他们对婚姻也算比较满意。

塞里格曼指出,婚姻有三个方面:照顾别人、性和处理问题。安全型的人比较知道对方的需求,会照顾配偶;回避型的人则一直保持距离,不知道对方什么时候需要照顾;焦虑型的人则是"强迫性"地照顾,不管对方要不要都一直在给,使对方透不过气来。性的方面也一样,安全性的人避免一夜情等随意的性行为,他们认为没有感情的性没有意义;回避型的人则比较赞成随意性交;焦虑型的女性比较容易卷入暴露狂、偷窥和性虐待的丑闻中,而焦虑型的男性的性交次数会比较少。在处理问题方面,发现安全型的人倾向于寻求别人的支持,回避型的人则不会,而焦虑型的人则把注意力完全集中在他们自己的身上,结果回避型和焦虑型的人受到问题的影响比较大。

5.1.3　祛魅婚姻神话

在这里,我们似乎又遇到了在第三章中的境况:总体来说婚姻能够带来幸福,但是如果你认为它是一剂万能药的话你就错了,因为对于每一个人,婚姻带来幸福的程度还取决于包括依恋风格在内的个体心理特性等其他一系列因素。事实上密歇根州立大学的卢卡斯（Richard Lucas）的研究结果最清楚地挑战了婚姻作为"万能药"的作用。通过收集数万人多年的生活满意度数据，卢卡斯发现已婚人士在婚前和婚后的快乐程度并没有显著差异，如下图所示。也就是说，婚姻给人们带来的仅仅是婚礼之后短暂的幸福感上升，但是其本身并不能给人们的幸福感带来持续的巨大变化。这个结果似乎挑战了我们对于浪漫关系的幸福感受，也挑战了对已婚人们的幸福感调查结果。应该如何解释呢？

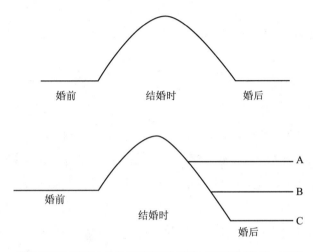

图片转引自《改变人生的快乐实验》，埃德·迪纳著，第 48—49 页

出现这一奇特结果的部分原因在于研究者只关注了人群的平均幸福感水平。但是人群的异质性很大，对有些人来说，婚姻带来美妙的生活体验，对另一些人来说，婚姻却是一种负担。第二幅图中就显示了三个人婚姻前后快乐程度的变化，我们可以发现他们的平均快乐水平在婚前几乎相同，而且在结婚之后都出现了短暂的高潮。但是婚后个体 C 的满意度急剧下降，而 A 相比于婚前有所上升，B 则回到了原来的水平。这一个数据再次验证了这样一个道理，即婚姻本身并不能保证带来幸福，更重要的是婚姻是否适合你。祁克果（Søren Kierkegaard）说过："赖婚不如好死"（Better well－hung than ill－wed）。尼采对于婚姻也说过下面的观点：

他们把这一切称为结婚；他们说，他们的结婚是天作之合。

嗯，我不喜爱它，这些多余的人们的天国！不，我不喜爱他们，这些被网进天国之网里的动物！

另一方面，确实很多人证实了单身并不一定导致不幸福。在第二章中长寿的修女就是很好的例子。2010 年英国《太阳报》报导了一位世界上年龄最老的处女——伊萨·布利斯(Isa Blyth)将迎来她的第 106 岁生日。伊萨·布利斯不仅一生未交男友,而且连自己的初吻都未曾献出。据伊萨·布利斯说,让她保持长寿的最大秘诀就是保持单身。因此,婚姻并非通往幸福的唯一捷径。

婚姻神话的另一个漏洞来自心理学中对它的研究几乎都是相关研究——因为我们很难操纵亲密关系作为研究的自变量。而这就很难说是婚姻导致了幸福,还是那些本来幸福感就高的人倾向于选择婚姻。加州大学伯克利分校的研究者们曾经研究了米尔斯学院(Mills College)1960 年毕业照上面的女生,里面除了三名女生之外,其余都是微笑的。但是微笑并不都是真诚的,心理学家通过分析表情可以辨别出那些真诚的微笑——秘密在于眼睛。真诚的微笑涉及眼轮匝肌和颧大肌相互配合的同时收缩,而前者在微笑中的收缩是不自主的,因此只会在真诚的微笑中出现。这就是为什么当我们照集体照的时候,“三-二-一-茄子!”的口令会造就很多僵硬的笑容,因为口令只能够改变我们嘴部的动作。研究者发现,在那些微笑的女生中有一半是真诚的。研究者后来在这些女生 27 岁、43 岁以及 52 岁的时候又分别访问了她们,结果惊讶地发现,拥有真诚微笑的女生一般来说更可能结婚,并且能够长期维持婚姻,在以后的 30 年中过得也比较如意。这就说明,或许婚姻的确对幸福感有影响,但并不想我们想象的那么强,因为结婚的人本来就倾向于是那些更快乐的个体,而结婚只是延续或者放大了他们原本就有的幸福感。

因此,总体上来说,结婚的人更加幸福。但是对于特定的个体,婚姻并不是幸福的保障,因为婚姻的幸福还与个体的依恋风格等特质有关,也与婚姻的质量有关,而且也并不是每一个人都适合婚姻。但不管怎样,我们大多数能够体验到浪漫的关系给我们带来的愉悦,因此获得一段美满的婚姻是每个人追求幸福的路上的一个重要目标。

5.2　幸福感与社会文化

5.2.1　我们需要社会关系

在上一部分中我们探讨了婚姻这种特定的社会关系形式对于个体幸福感的影响。在这一节中,我们将探讨社会关系对人影响的更普遍的形式。下面先来看一组实验——这一研究发表在《科学》(Science)杂志上,是对心理学研究的最大肯定之一。

在这一系列研究中的第一部分,研究者抽取了 632 名美国人组成样本,调查他们下列数据:(1)总体幸福感;(2)年收入;(3)每月为自己花多少钱;(4)每月为别人花多少钱,包括请客送礼和慈善捐赠等。结果发现,给自己花多少钱和幸福感的高低没有关系,而为别人花钱越多的人自己幸福感也越强。进一步的分析发现,为别人花钱多少和年收入是相互独立的两个变量,也就是说为别人花钱多少和挣多少钱并不相关。

在第二个研究中,研究者调查了那些获得公司分红奖金的职员的快乐感受。在收到奖金之前这些员工报告了他们的总体幸福感和年收入。收到奖金之后 6 ~ 8 周,这些职员又一次报告了他们的总体幸福感,以及他们把这些奖金花在自己身上或别人身上的百分比。结果发现,在所有上述变量中,为别人花的钱是唯一能够显著预测员工们第二次测量的幸福感的变量。

上述两个研究似乎都说明了,为别人花钱较多的人幸福感更高,而给自己花钱消费所带来的幸福感受并没有我们想象的那么强烈。不过这两个研究都是相关研究,于是为了确定为别人花钱和幸福感的因果关系,研究者又做了第三个实验:46 名被试在早上报告了他们的幸福感,然后收到红包,里面随机装有 5 美金或者 20 美金的钱。被试被随机分成两组:第一组要把钱花在自己身上,比如用这笔钱付账单或者给自己买个小礼物;第二组则要把钱花在别人身上,比如给别人买一件礼物,或者捐给慈善机构。当天晚上 5 点之后研究者又测量了被试的幸福感,结果发现,在控制了早上的幸福感分数之后,把钱花在谁身上是唯一能够显著预测晚上幸福感的变量——给别人花钱的人晚上的幸福感显著高于给自己花钱的人。

这个结论看似很没有道理,但是仔细想一想,生活中我们都有过类似的感受。比如在办公室休息的间隙,同事拿来一包零食给大家分着吃了,自己没吃过这种零食,觉得真好吃,下次一定要自己也买来吃;所以下次采购的时候买了好多这种食品,放在家里想吃的时候拿来吃,却觉得感觉没有第一次吃那么好了。或许吃这种零食带来的美妙体验并不是单纯地来自食品本身,而是来自别人赠与的惊喜,还有大家一起共享的欢乐气氛。所以,如果说婚姻作为一种社会关系太过特殊,而且包含有性的成分在里面的话,上面这个实验则说明了单纯的与人交往或许就是人的一种基本需要。将钱赠与他人是一种亲社会行为,表面上自己什么都没有得到,但实际上建构了自己的社会资源,让自己感觉到自己对于这个社会的归属感,自己在给予周围人馈赠的同时也得到了其他人的支持。亚里士多德相信,"没有人愿意过一种没有朋友的生活,即便他拥有世界上所有其他物品。"伊壁鸠鲁也相信，"在所有帮助人们过上一种完满幸福的生活的智慧中，目前为止最伟大的就是拥有友谊。"

来自临床心理学的一些实验研究也证实了上述观点。有资料显示，解决心理危机的最好办法就是找一位朋友或者是亲近的人倾诉衷肠或是谈论问题。社会支持包括实实在在的帮助——比如开车送人去医院；也可以是精神支持——倾听、安慰、帮忙分析问题、想办法等等；也可以是提供信息的支持——比如提供理财建议。这些都能帮助人更好地应对，尽早地摆脱困扰。有一项研究以 3 个长寿地区的居民为研究对象，包括意大利的撒丁岛人、日本的冲绳人和加州洛马琳达的安息日教徒。调查发现这些人长寿的原因中有 5 个共同点，排在前两位的就是"家庭第一"和"与人交往"。

5.2.2　幸福感的本质依赖于文化

正是因为普遍意义上的社会支持对于我们的幸福感来说是如此重要，不同的社会形态才有可能影响到置身于其中的人们的幸福感。首先，有心理学家指出，幸福感的概念本质上是文化定位的。也就是说，尽管都叫做幸福感，但是中国人听到这个词的时候脑海里浮现的印象和西方人听到这个词的时候想到的东西是完全不同的。我们在第一章幸福感的哲学渊源部分大致讲了哲学上的幸福观存在着东西差异，下面我们将会看到，心理学领域也已经有大量的研究探讨了幸福感的文化差异。例如，我国的高良等研究者就总结了十余年来对于幸福感构念的文化对比研究，并且得出了下面这个表格：

	社会取向自我 （social—oriented self）	个人取向自我 （individual—oriented self）
本源维度	强调顺应环境。 谨守社会规则与规范。 要求表现合宜的行为及各种面子功夫。 行为源于对他人的适应或反应；也源于压抑和控制个体的愿望、倾向。 终极目标是冯友兰的天地境界，个人与天地的完美合一。	强调主宰环境。 个人的情感与态度是行为的导引。 接受且重视个人偏好的表达。 行为源于内在本性（特质、爱好、态度、目标、动机）的操作或表达。 终极目标是马斯洛的自我实现，人性的极致表现。
意义维度	强调团体福祉，不惜牺牲个人利益。 要求个人扮演好社会角色，完成角色责任。 强调道德与灵性自我。 靠自我批评及承诺自我改善，来获取社会肯定。	强调个人福祉，追求享乐。 重视个人内在特质与潜能的实现。 不特别强调道德与灵性自我。 靠自我强化及自我成长，来获取自尊及社会尊重。

	社会取向自我 （social—oriented self）	个人取向自我 （individual—oriented self）
联系维度	自我是镶嵌在社会关系之中的,强调人际互依。 归属并融入社会团体,优先追求团体目标。 差序格局,着重个体对社会的责任与义务。 先赋性关系,以血缘、亲缘、地缘为纽带建立关系。 着重"大我"的培养:"大我"幸福是"小我"幸福的先决条件。	自我是与社会相分离的,强调独立存在。 依靠自己,加入团体是个人的选择,优先追求个人目标。 团体格局,着重个体的自由、权利与成就。 获致性关系,有选择性地与他人建立关系。 着重个体独立、自主的培养:"小我"幸福是社会幸福的基础。

表格引自《幸福感的中西差异:自我建构的视角》,高良,郑雪,严标宾,2010 年版

　　在这一表格中,中国人的幸福来自社会取向的自我构念,而西方人的幸福来自个人取向的自我构念。最上面的一行比较了东西方人幸福感的来源:东方人的幸福感来自和谐:与他人、与天地的和谐,而西方人的幸福感来自人性内部。第二行比较了幸福感的意义:东方人的幸福感与社会角色一致,而西方人的幸福感强调的是个人的成长及潜能的发挥。第三行比较了人际维度:东方人重视大我,而西方人重视小我。应该说心理学家们的结论和我们在第一章进行的哲学根源的分析是一致的。幸福感这几个维度上的区别很可能会对人的幸福感有所影响。例如,相比较而言中国人并不重视西方意义上的幸福感,因为以 SWB 为代表的西方幸福感聚焦于个人,而且更重视情绪方面的因素。实际上中国的心理学家也在"幸福感"这一概念的本土化方面做了相当多的工作,很多研究者都编制了适合中国人的 SWB 量表,例如吉楠、李幼穗等人在 2006 年编制的《大学生主观幸福感量表》。不过这些量表基本上仍然采用了国外的 SWB 的几个维度,比如认知因素和情绪因素,应该说并没有从结构上对幸福感的概念依据中国人的理解进行根本的重构。

　　有一些实证研究验证了上面这个表格中的结论,例如在上表"意义维度"中,我们可以看到的西方人的幸福感更重视个人感受——积极情绪在西方人的幸福中占有更重要的位置。心理学家蔡珍妮(Jeanne Tsai)做过这样一个研究:她和同事调查了美国和台湾的畅销书,分析了这些书籍中情感描述的方式是否有所不同。他们分析了 2005 年初两个地区销量前十名的故事书籍,发现美国书籍通常更多地描写激动人心的行为和愉悦的积极情感。而且在另一项研究中当他们询

问美国学龄前儿童时,孩子们表示更喜欢兴奋的状态,并认为这种状态使自己更快乐。他们还发现在阅读过美国书籍之后,儿童更喜欢参加一些刺激的活动,而阅读台湾书籍的孩子,则对平和的活动较为感兴趣。这项研究说明了,幸福的文化差异还涉及对于感官刺激的偏好程度。在西方文明中,幸福很大程度上是积极情感的激活,但在亚洲文化中,生命的从容似乎是幸福的一种最高境界。郑雪等人也发现,中国大学生的生活满意度属中等偏下水平,积极情感频率较低,消极情感的频率更低。这说明中国人普遍说来更加含蓄,习惯于体验不是那么强烈的情绪。

5.2.3 不同国家对幸福感的重视不同

在众多方面的文化差异之中,对于快乐的重视程度应该说是幸福观的一个方面。迪纳调查了不同国家大学生的价值权重,如下表所示。

国家	快乐	财富	爱	外表	天堂
巴西	8.7	6.9	8.7	6.4	7.8
土耳其	8.3	7	7.9	7	7.4
美国	8.1	6.7	8.3	6.2	7.3
伊朗	7.8	7	8.1	6.6	7.9
印度	7.5	7	7.5	5.7	6.6
日本	7.4	6.6	7.8	5.9	6.1
中国	7.3	7	7.4	6.1	5
均值	8	6.8	7.9	6.3	6.7

表格引自《改变人生的快乐实验》,埃德·迪纳著,第116页

如表所示不同国家的大学生对于快乐的重视程度并不一样。我们某种程度上可以想象文化对于人们价值的塑造:对于美国来说,快乐是被写在了建国文件中的:"我们认为下面这些真理是不言而喻的:人人生而平等,造物者赋予他们若干不可剥夺的权利,其中包括生命权、自由权和追求幸福的权利。"而中国人经常强调的是个人应该为整个社会、整个国家作出必要的牺牲,并没有把个人的幸福放在很高的位置。因此在这几个国家中中国排在表格的末尾是符合情理的。不过2010年温家宝总理在十一届全国人大三次会议作政府工作报告时指出,"我们所做的一切都是要让人民生活得更加幸福、更有尊严,让社会更加公正、更加和谐。"这表示着党和国家开始更加重视个人的幸福。笔者还没有发现对快乐的重

视程度和快乐水平之间相关的数据;尽管我们没有根据推测说越重视快乐就会越快乐,但是很难想象觉得快乐压根儿就不重要的人为什么会过得很幸福。这个表中间的那一列对爱的重视从一个角度反映了这个文化在多大程度上鼓励人们建立良好的人际关系。这个表很有意思的一个现象是快乐的那一列数据和爱的那一列数据之间反映出了很高的相关:对快乐的重视在平均值以上的那些国家也都比较重视爱。相反,快乐和金钱的价值观之间就没有什么关系。

5.2.4　集体主义与个人主义文化下的不同幸福

社会文化中的另一个重要向度就是"集体主义"和"个人主义"的区分。个人主义者认为,个体是最重要的基本单元,生活在个人主义社会的人通常被视为独立的、不可替代的个体,强调个体自身的自由选择权,例如自由选择配偶、职业和居住地——即便是在自身意愿与群体发生冲突时。而集体主义者则认为集体是最重要的基本单元。生活在集体主义社会的人被视为通过责任和义务的强大纽带与他人联系在一起;集体主义者通常会努力提升团体的和谐型,认为集体比个人更重要。个人主义社会往往面临更多的社会问题,比如离婚、自杀、无家可归等,而集体主义社会的人则更多因为个人的牺牲而困扰。两者也都有各自的优点:个人主义者往往更有创意,享受到更多的自由,而集体主义者则享受到更广泛的社会支持。你可以试着完成下面这个句子:

我是＿＿＿＿＿＿。

你可以多想几个填在横线上的对自己的描述。看看这些描述都包括了什么?我是一个中国人,我是学心理学的,我是一个有志青年,我是美女……通常来说,这些描述可以分成两类:第一类描述自己与其他人、与社会之间的关系,社会坐标中的相对位置来标定自己,上述前两例就属此类;第二类描述自己的个人特性,后两例就属此类。研究发现集体主义者,例如亚洲国家的人更多地用社会关系来描述自己,而个人主义者,例如西欧和美国的人则更多地使用后一类方式来描述自己。

集体主义-个人主义的区分在幸福感上也是有意义的。对于个人主义者而言,自身的感受是非常重要的。韩国延世大学的心理学家尹国洙(Eunkook Suh)提出,个人主义者在表达生活满意度时,其自身的快乐感受所占比例更多;而集体主义者在衡量生活满意度时,其社会关系质量更为重要。例如在婚姻关系中,当个人主义者感受不到爱时,他很可能会离婚,因为他认为自己的感受足以成为与伴侣分离的缘由。相反,集体主义者则会更重视婚姻关系中的责任,因此认为爱的感受并非维系婚姻关系的关键因素。马库斯(Markus)等研究者也认为,在集体主义文化中,人们更愿意牺牲自己的欲望,服从于群体的意志,在这种文化中的个人对文化准则的知觉与生活满意度之间有更强的联系,也就是说,个体的 SWB 受其与他人相互关系的影响。

科温(Kwan)等研究者以 389 名美国和香港大学生为被试,探讨"人际和谐"及"自尊"对幸福感的影响。其研究发现,无论对香港人或是美国人而言,"人际和谐"与"自尊"都能促进幸福感,但是"人际和谐"更能促进香港人的幸福感,相反地,"自尊"更能促进美国人的幸福感。因此,该研究告诉我们在中国文化背景之下"人际和谐"对于幸福感的贡献要高于"自尊"。又如卢(Lu)等人运用半结构化访谈技术对台湾高雄 54 位居民进行研究,发现中国人的幸福感有 9 大来源,与西方人相比,中国人有 6 个独特的幸福感来源:(1) 和谐的亲友关系,(2) 他人的赞赏,(3) 活的比别人好,(4) 乐天知命,(5) 物质满足,(6) 工作成就。可以看出,前三个来源都与他人(或社会)有密切的联系;而且在这 6 个独特的幸福感来源中,"和谐的亲友关系"是排在第一位的,反映了个体与他人、社会的和谐;"乐天知命"排在第四位,反映了个体与自然环境的和谐。

或许下面这个例子能够帮助我们比较直观地看到集体主义社会中我们的幸福感的人际依赖性。迪纳曾经提到其子小迪纳在印度南方村庄和一位妇女交谈时的有趣故事。该位妇女拒绝直接表明自己的快乐状态,她告诉小迪纳,"如果我的儿子们快乐,那么我就快乐。"当小迪纳坚持让她表达自己的感觉时,她回答道:"你应该去问我丈夫的感受,那么你就可以知道我的感受。"这段对话是一个比较极端的例子,表明了在不同文化中幸福的权重不仅不同,幸福的组成,或者达到幸福的手段也有着巨大差异。

在本节中,我们看到社会关系对人的幸福感有重要的影响。社会文化作为人生长的母体,很大程度上决定了人们是否看重幸福感,也决定了幸福感的不同形式。

本章小结

在本章中,我们考察了社会关系对于幸福感的作用。首先,婚姻是一种对幸福感有重要影响的特殊社会关系,因此我们花了比较多的篇幅对它单独考察。我们看到有很多研究发现了婚姻和幸福感之间有普遍的正向联系:结了婚的人更加幸福。但是这个联系远非决定性的,因为我们经常能够看到不幸福,甚至最终走向离婚的夫妇。卢卡斯的婚姻纵向研究也发现,有的人结婚之后变得幸福,而有的人结婚后反而更不幸福了。通过更加细致地考察婚姻,我们发现了决定婚姻幸福的重要因素:依恋风格。正是包括依恋风格在内的很多因素决定了婚姻带给我们的幸福多少。

在第二部分中,我们考察了更加一般意义上的社会关系对幸福感的影响,因为与人互动是我们的一项基本需求。社会文化在一个宏观的层面上影响到了我们的人际互动,因而也影响到了我们的幸福感——甚至我们的幸福概念本身就是由文化所塑造的。不同文化对幸福的重视程度也不同。文化的集体主义－个人主义向度也影响了我们对幸福的偏好、我们追求幸福的方式等各方面。

Ⅵ　幸福感与品味生活

人们应当勇敢地倾听自己，在生命的每时每刻都倾听他真正的自我，否则便不能够为生命作出明智的选择。

——马斯洛

本书的前几章介绍了金钱、工作和社会关系等相对外化的因素对于幸福感的影响。不可否认的是，外化的因素也总是通过心理变量对幸福感产生影响，例如金钱可以提供个体面对危难时的一个缓冲，降低个体的压力，而工作和婚姻都能够让个体体验到自身的价值，感觉到自己的生活、所做的事情是有意义的。从本章开始，我们开始探讨一些更直接的心理变量对幸福感的影响——这些心理变量可以直接被个体感受到并一定程度上加以控制。在本章中，我们将介绍各种体验层面的因素如何影响个体的幸福感。

6.1　品味美好，积极认知

6.1.1　我们对多少事物视而不见

现在，假设你是康奈尔大学的学生，走在美丽的校园里。路上人不多，前面走来一个路人，手里拿着一份地图。你接着向前走，心里构思着自己的论文，这时候前面那位路人停下来，向你问路。对方是一位年纪不大的男性。他要去的那栋建筑你很熟悉，就在附近，于是你友好地给他指示那个方向。可就在这个时候，你们的对话被打断了——两个人搬着一块门板突然闯了过来，粗鲁地从你们中间冲过去。"真没素质！"你心里想。那两个人过去之后，你继续给路人指路。几分钟过去后，你确认他已经知道了怎么走，正当你准备告辞时，路人出人意料地说："我们正在做一项心理学研究，是关于人们注意不到现实世界中的很多东西。刚才那块门板过去的时候你有没有注意到什么不同寻常的事情呢？"你说，"不同寻常？他们特别地粗鲁。"他又问，"你有没有注意到，我和开始走过来向你问路的那个人不是同一个人呢?""啊!?"你惊讶地说,这不是搞笑吗？不是一个人我居然没有看出来？

　·事实的确如此。这是哈佛大学的丹·西蒙斯(Dan Simons)做的一项非常有意思的实验。在实验中他们玩了一个小把戏:门板经过的时候有那么 1 秒钟挡在了你同问路者之间,而原来的那位问路者敏捷地抬起了门板,接替了原来抬门板的一个人的位置,而原来抬门板的一个人也拿了份同样的地图,钻了出来若无其事地接着听你指路。两个人长的模样并不是非常相似,而且他们穿着不同的衣服,身高也差了 5 厘米,声音也完全不同,所以差异还是不小的。掉包的过程和前后两个问路者的形象如下图所示。

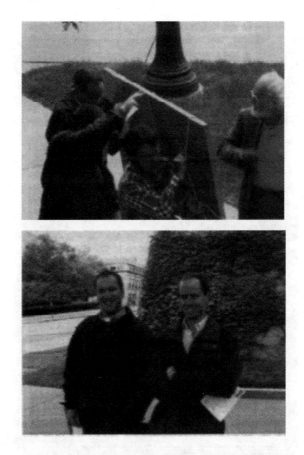

图片引自 *Failure to detect changes to people during a real-world interaction*,Daniel Simons & Daniel Levin,1998

　　在这个实验中,总共15 个指路人仅有 7 人在第一个问题中指出了问路者被掉包(有意思的是尽管这样,他们很多人还是接着指路),而有 7 个人明确提出他们没有注意到不寻常的事情——剩下的 1 个人说,尽管自己回答没有注意到不寻常的事情,但是如果一开始就直接问是否注意到问路人不同了,他会给出肯定的回答。通过这个实验,我们可以看到生活中很多重要的细节都被我们忽略了。西蒙斯称这种现象为"变化盲"(change blindness),即对于生活中变化的视而不见。在他的另一项实验中,他给被试看一段篮球传球的录像。传球的总共 6 个人,分黑白两队,每队 3 人,而被试的任务就是记下传球的次数。录像放映结束后,实验者也是问"你们注意到什么异常现象吗?"被试们没想到,这次他们忽略的是篮球游戏中间横穿场景的穿着黑猩猩衣服的人(在另一种条件下是打着雨伞的人)。被试们不相信,于是西蒙斯又重播了一遍录像带,下面的图片即是录像中的场景。

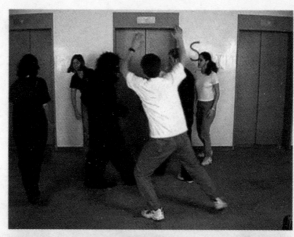

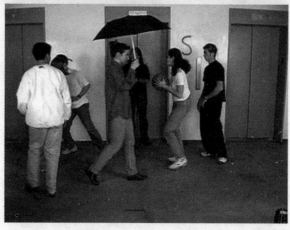

引自 *Gorillas in our midst : sustained inattentional blindness for dynamic events*, Daniel J Simons & Christopher F Chabris, 1999

尽管如此,还是有很多被试相信自己看的录像里面绝对没有这么古怪的事情发生,或许录像被人做过手脚了。这项研究使用的并非 15 人的小样本,而是 192 人的样本,结果显示仍有相当一部分人注意不到古怪事情的发生。这种现象被西蒙斯称为"非注意盲"(inattentional blindness)。

6.1.2 发现美的眼睛

两个实验一个是关于生活中的变化,另一个是关于生活中的不寻常事件,它们都已经成为注意领域研究的经典,以一种令人惊讶的方式揭示了我们在生活中忽略了多少细节。"生活中并不缺乏美,而是缺乏发现美的眼睛"。艺术家罗丹的这句名言同样也适用于我们的幸福科学。正像在第三章中所讲的那样,大众文化中一种颇具影响力的,甚至是主流的观念往往强调的是,幸福需要我们去奋斗,需要去获得成功,去征服一座一座的高山。这个逻辑当然没有错,没有这种动力,我们今天的物质文明所带来的享受都将是空谈。但是如果我们只看到这一面,其结果就将令我们卷入像生存竞争一样残酷的资源争夺战,与人类的整体幸福目标背道而驰。事实上,很大程度上这种不留心也要归咎于现代社会所宣传的一种"高效"的生活方式:在"时间就是金钱"的语境下,人们总是匆匆忙忙,没有心情停下脚步观察周围的景致。

2007 年 1 月 12 日,一位穿着牛仔裤、长袖 T 恤,戴着印有"华盛顿国家队"字样的棒球帽的男子来到了华盛顿地铁的 L'ENFANT PLAZA 站。他走到墙边,放下手中的小箱子,从里面拿出一把小提琴。然后,他扔了几个硬币和零钱在箱子里面,就开始演奏小提琴。

这时是早上 7 点 51 分,正是早高峰人流最多的时候。在接下来的 43 分钟里,他演奏了 6 首经典的小提琴曲。他演奏得很投入,当演奏到高音时还会踮起脚尖,弓起身体。地铁站的设计也比较有利,在电梯和大门之间的一道屏障能够很好地产生共鸣,传递美妙的音乐。

演奏开始 3 分钟,终于有一个中年男人停下了脚步,转过头注意到他,然后继续走开了。在他演奏的 45 分钟里,总共有 1097 位乘客从他身边走过。这些人多数都是政府公务员,因为这一站正处在华盛顿联邦政府的中心位置。他们大多数都匆匆走过,手里拿着早餐、咖啡、手机,挂在脖子上的身份牌随着他们的步调在胸前一起一落……最后,只有 7 个人停下手头的事情,花 1 分钟以上的时间来专心看这个男子的表演。总共 27 个人向他的小箱子里扔了零钱——不过他们大部分随之又匆匆离开了——最终男子总共收获了 32 美元。也就是说,1097 名路人之中有1070个人对于他的演奏浑然不觉,匆匆路过;有些仅仅是从距他几米远的地方走过,都没转头看上一眼。

这是《华盛顿邮报》做的一项实验,演奏者不是一般的小提琴初学者,而是美国最好的小提琴演奏家之一——乔舒亚·贝尔(Joshua Bell)。就在这次实验的3天之前,贝尔在波士顿交响音乐厅的演出座无虚席,其中比较好一些的座位都要至少卖到100美元一张票。他所演奏的乐器也不是一般的小提琴,而是意大利的小提琴制作大师斯特拉·迪瓦尔(Antonio Stradivari)在其造琴技术的巅峰时期——1713年,用他所能找到的最好的木材所打造的古董。几年前贝尔以350万美元的天价买下了它。这一实验说明了我们能够多么轻易地错过身边的美好事物——就连被邮报采访的其他音乐家都对实验结果感到震惊。这一实验让发表它的作者魏哥顿获得了2008年的普利策新闻奖。

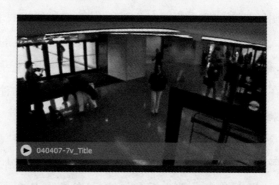

图片取自 http://site.bobowrap.com/blog/tag/washington—dc

6.1.3　放慢脚步

不错,我们在第四章中强调了工作是人类的天性,人类渴望有意义的忙碌,但是对于现代人来说,很多情况下过度的工作已经不是天性的满足,而是一种不假思索的随波逐流,甚至可以说转化成为另一种逃避。弗洛姆说过:"我们所有的机器,都是为快而设计的,汽车和飞机很快地把我们载到目的地——越快越好。设计制造的机器,以一半的时间,生产出与较旧较慢的机器所生产的一样多的东西;况且,在质量上要好一倍。当然,这还有一些重要的经济原因。但是,正如在其他多方面一样,人的价值,是由经济价值决定的。对机器有用的东西,对人一定也有用——这就是逻辑。现代人认为,假如他办事不够快,他会失去某种东西——时间;然而除了消磨时间外,他不知道该怎样度过他所得到的时间。"在这种情况下,人们实际上是被一种忙碌的习惯牵着鼻子跑:他们总是着急给孩子报个班、着急把钱投资到潜力股上面去、着急找个好工作、着急跳槽、着急结婚、着急离婚……但是除了继续着更多的急，他们并不知道节省下来的时间有什么用。工作并不是生命的创造的手段，相反，我们在无休止的忙碌中体验到的是一种被麻木的快感——对生命中更美好的事物视而不见，同时也就放弃了自身存在的责任。在汉字中，"忙"字的构造就意味深长地揭示了这一点：多少人的忙碌是"心亡"，是拒绝停下脚步来欣赏生命沿途的繁花盛开。梭罗（Henry David Thoreau）说，"生命太短，容不得我们匆忙"（Life is too short to be in a hurry.）。因此，对于幸福感来说同样重要的是打开我们的知觉，不要让生命中的感动像那个问路者和黑猩猩一样与我们擦身而过。

现代的心理疗法发展出了很多技术帮助人们锻炼注意力，提升我们对生活中美好事物的知觉。例如，第一章中我们简要介绍过正念疗法（Mindfulness），这一疗法中就有一个非常著名的"吃葡萄干"练习。在这个练习中，体验者以一种前所未有的缓慢、细致的方式吃葡萄干，通过这样一个过程来打开知觉，增强对真实生活的感知能力。《改善情绪的正念疗法》一书中详细介绍了这一过程的八个步骤，包括拿起、观察、触摸、闻、放入口中、品尝、吞咽以及最后的体验，每个过程都包括很多细致入微的小动作。笔者曾经在正念创始人卡巴-金的工作坊上亲身体验了这一过程，花了 20 分钟左右吃掉一颗葡萄干。经历了这一过程，某些感官会有更加敞亮、更加开阔的感受。很明显，这样吃掉一颗葡萄干比囫囵吞枣地吃掉葡萄干，我们能够从中获得更多东西。有一项心理学研究证实了这种主观体验：该研究发现，在人们吃巧克力时，那些全心体会巧克力带来的奇妙感官刺激的人比那些心不在焉的人从中得到的快感要多得多。另一项研究是在罗切斯特大学（University of Rochester）进行的，发现那些在生活中高度留心（high in mindfulness，即在生活中正念特性更强）的人，也就是对此时此刻、周遭环境高度知觉的人，是生命欣欣向荣（flourishing）和积极心理健康的典范。他们比一般人更快乐、更乐观、更自信，对生活满意度更高；他们更少体验抑郁、愤怒、焦虑、敌意、自我、冲动、神经质等负面情感。而且他们也更多、更强地体验到积极情感，例如自足和自强，他们也有更好的社会关系。相比之下，那些很少正念的人则报告了更多的疾病和身体症状。

6.1.4　积极的记忆

积极注意的作用并不仅仅体现在当下，而且我们注意到的事情会被储存到记忆当中，从而对我们的生活造成长期的影响。人类的认知从来都不是客观无偏的，而我们的记忆也会被注意所引导。心理学中类似的例子不胜枚举。曾有研究者做过实验，对被试进行角色引导：一组被试假装自己是小偷，另一组被试假装自己是买房人，看同样一套房子，结果最后两组被试记住的房子细节完全不同：第一组会更多地记住房间里可以拿走的值钱东西，以及房间的门窗位置等。美国心理学家伊莉莎白·洛夫特斯(Elizabeth Loftus)做过一系列的错误记忆实验，也证明了对被试进行不同的诱导，被试会注意到不同的细节，而这些细节在记忆中被加以重新的建构，以至于最后被试回忆出来完全不同的结果。

以上普通心理学中对于记忆的研究结论同样适用于积极心理学。研究发现，人们事后对于一个事件的总体评价并不等于在这一事件当中各个时间点的感受的总和。相反，事件的某些特定的阶段在对事件的总体评价中占有优势地位。例如瓦利(Varey)等人曾经让被试处于不适环境中——例如站在一个很别扭的地方或者忍受着环境中的噪音——被试每 5 分钟就对自己的不适感在一个 10 点量表上给出评价。不适环境持续的总长度在 15～35 分钟。有分析指出，所有几次对不适感的评估里面，最强烈的不适感和最后一次评分得出的不适感能够预测总体不适感的 94%。而不适感的持续时间长短这一我们常识中所认为应该有很强影响的因素则仅仅能够解释 3% 的总体不适感变异。这种记忆偏差效应被简单地总结为"极值－结束值效应"(peak－end effect, or peak－end rule)。

唐纳德·雷德梅耶(Donald Redelmeier)等研究者在一个很奇特的情境中检验了这一效应。医生在医院中为病人做结肠镜检查，这种检查通常会给被检查者造成不适感。在唐纳德·雷德梅耶等人的实验中，他们选取一部分接受检查的人，在常规的结肠镜检查后面加上了一段额外的时间：在这段时间里结肠镜仍然停留在被检查者的直肠中。那么按照常理来说，这段额外的时间应当是增加了被检查者的痛苦才对，但是由于最后这段时间里结肠镜并没有再给被试造成多余的痛苦，因此被试对于整个结肠镜检查的痛苦程度评价显著降低。

极值－结束值效应是一个例子，让我们能够了解如何运用记忆规律来提升自己的幸福感。一个很简单的例子是小的时候母亲给我喂感冒药喝，一般都是喝下去一大碗汤药之后给我来块糖。最后那块糖能让我忘掉之前大部分的痛苦。另一个例子是笔者本人的一个癖好：有的时候我能清晰地感觉到自己最喜欢的电影，尤其是那些给自己留下刻骨铭心的感动的电影，往往不愿意再看第二遍。这里面部分的原因在于，我能够预料到电影看了第二遍之后感动就没有那么强烈了，因此会多一些类似于结肠镜检查中最后那 5 分钟的时间，我有时候会担心这会破坏自己的美好回忆。知道了这个规律之后,我们或许就可以在生活中应用,比如我们可以预料到旅行两周所带来的幸福感并不是旅行一周所带来的幸福感的两倍,旅行结束之后我们记得的往往是最美妙的时刻和最后的时刻。因此,一个短而精的假期安排同样有可能给我们带来和长假期一样的幸福感受。

心理学家大石茂弘研究了正在交往中的情侣的记忆。他让被试回忆,在自己与情侣相处的日子中,有多少快乐时刻。结果发现,那些能想起许多美好时刻的情侣相比于没有多少美好回忆的情侣,前者在 6 个月之后仍和现任情侣交往的几率更高。这个研究说明了在亲密关系维持这一方面,我们对过去经历的记忆能够很大程度上预测今后的发展。在另一项研究中,研究者让放假的学生每天定时记录下他们当天的活动与感受,然后在寒假结束两周之后再一次报告自己对假期存有的记忆,以及自己是否愿意在将来再享受一次类似的假期。结果发现,假期之后的回忆和当天经历的记录有所出入:他们的记忆比假期当中的实际体验更好或者更糟糕。而且,正是这种事后的不准确的记忆决定了他们将来是否还会再次尝试类似的体验。这些实验都说明了,尽管记忆是我们所注意到的信息的重新组织,和原本的经历会有所不同,但是我们的未来很大程度上是由它们所决定的。

因此,为了在脑海中留下更多的美好时刻,我们不仅仅应当对生活中积极的细节加以注意,而且应当主动回味美好的旧时光。大量实验已经表明,重温美好的过去时光能够提升人的主观幸福感。例如,最近的一项研究结果显示,通过回忆美好的过去,29％的人表示看待现在的问题有了新的视角,对自己有了新的认识;19％的人表示感觉良好;18％的人表示"逃离了现在";只有 2％的人表示这样做没有任何效果。这项研究还发现,回忆越频繁,人们对现在就越满意。事实上回忆美好的经历已经成为实验中对积极情绪进行暂时干预的常用手段之一。

6.2 接纳消极情绪

6.2.1 我们应该发泄消极情绪吗?

至此为止,我们谈论的都是品味生活中美好的东西。我们应当更加留心生活中一点一滴的感受,多去注意那些积极的细节,并且时常重温美好的回忆。但是对于消极的情感,我们应当如何做呢? 精神分析学派由弗洛伊德创立,可以说是心理治疗中的鼻祖了,他们认为人的心理障碍的产生就是由本能受到抑制而产生的。当你不能把自己的情绪正常表达出来时,情绪就会通过不正当的、病态的方式表现出来。因此,对不良情绪很显然我们不能够简单地采取压抑或者视而不见,那样并不会解决问题,只会埋下定时炸弹。那么我们到底该怎样做呢? 我们肯定不能像品味积极情绪那样陷入不愉快的情绪——事实上人们也不愿如此——因为那样只会放大我们的痛苦。所以,我们应当任由消极情绪发泄出来吗?

研究显示,A 型人格——这种人格以有野心、进取心、控制欲、竞争性、不耐烦等为特征——更容易得心脏病。敌意和愤怒是导致其心脏病高发的元凶,而急迫感、竞争性和压抑怒气和其心脏病没什么相关。另一项研究对 255 名医学院学生进行了外显敌意的人格测验,25 年后发现,最易愤怒的人得心脏病的几率是最不易愤怒者的 5 倍。还有研究结果发现,心脏病发几率最高的人,是在不得不等待时抱怨声最大、最不耐烦、最愿意把愤怒发泄出来的人。在实验室中,当男性把愤怒压抑下去时,他的血压其实是下降的;当他把愤怒表达出来时,他的血压就上升了。女性表达愤怒时也会使她的低压上升;相反,以友善的方式处理侵犯行为时,血压会下降。人的身心是一个整体,这些研究明确地证实了,我们处理不良情绪的努力尽管是心理的,外人所观察不到的,但是会直接被外化到我们的身体健康上面——当我们任由消极情绪这头野兽肆虐,受伤的是我们自己。我们每个人都能够对自己的心理活动进行知觉和选择,因此用一种恰当的方式对待不良情绪对我们的生活质量至关重要。

6.2.2 积极的心理疗法的启示

对于消极情绪,难处或许在于,我们既不能忽视消极情绪的存在,必须正视它,同时我们又不能够去压抑它或者用外化的发泄行为将其表现出来。这种处理方式在第三代行为疗法中已经有比较详尽的阐述。第三代认知行为疗法是在CBT 的基础上,受到哲学上的情境主义和后现代主义思潮的影响所产生的认知行为疗法的新的思潮,疗法包括辨证行为疗法(Dialectical Behavior Therapy,DBT),内观认知疗法(Mindfulness－Based Cognitive Therapy, MBCT),以及接纳与承诺疗法(Acceptance and Commitment Therapy, ACT)等。ACT 的创设者海耶斯指出,"第三代行为疗法更强调情景与症状的联结性,用体验性的改变策略补充直接的认知说教性的策略;旨在寻求建立更宽广、灵活、有效的应对方式而不仅针对狭窄的心理问题的具体认知内容进行反驳;治疗中强调所检验问题间的联系性。"对于消极情绪,第三代认知行为疗法比较强调接纳。例如下面这则收录于路斯·哈里斯(Russ Harris)所著的《幸福是陷阱》中的寓言或许可以帮助我们更加形象地了解 ACT 中对于消极情绪的接纳观。

　　想象你在海上驾船远航。在甲板下你看不到的地方,有一大群魔鬼,都长着巨大的爪子和锋利的牙齿。这些魔鬼形态各异:有一些是情感,像内疚、愤怒、害怕或绝望;有一些是失败、紧张或受伤的记忆;还有一些则是想法,诸如"这太难了","我会出丑的"或"我会失败的"。其中有一些是心理映像,你看见了自己糟糕的表现或被人拒绝的情景;另一些则是想要痛饮、抽烟、伤害自己或大吃一顿的强烈欲望;还有一些是不快的感觉,比如胸部发紧或胃部不适。

　　只要你让小船在海上漂流着,魔鬼就会躲在下面。可一旦你开始向陆地航行,它们就会从甲板下爬上来,拍打着它们膜状的翅膀,露着尖尖的牙齿,威胁着要把你撕成碎片。毫不奇怪,你不喜欢这样,所以你和它们达成了一个协议:"如果你们这些魔鬼离开我的视线,在下面待着,我就让船漂在海上。"魔鬼同意了,一切看起来都没问题——只是一会儿。

　　问题是,你最终会厌烦在海上待着。你变得烦恼、孤独、悲伤、愤怒、焦虑。你看见许多别的船只都向海岸驶去,但不是你的船,"那是一种什么样的生活?"你想,"那片土地——是我向往的地方。"但是下面的魔鬼对你想要的东西并不感兴趣。它们想待在海上,那是不容改变的!所以一旦你向陆地驶去,它们就会蜂拥到甲板上并再次开始威胁你。

　　有趣的是,尽管这些魔鬼威胁你,它们却并不能给你带来任何身体上的伤害。为什么不会呢?因为它们不能!它们能做的只有咆哮、摇晃它们的爪子,做出恐怖的样子——它们甚至碰不到你。一旦你认识到这点,你就自由了。这意味着你可以把船驶到任何你想去的地方——只要你愿意接受魔鬼的存在。要到达陆地,你要做的就是接受魔鬼在甲板上,接受它们拼命地吓唬你,并继续将船驶向海岸。魔鬼可能会号叫、反对,但是它们没有力量,因为它们的力量完全在于你有多么相信它们的威胁。

　　但如果你不愿意接受这些魔鬼,如果你不惜任何代价要让它们待在甲板下,那么你唯一的选择就是继续漂流在海面上。当然,你可以试着把魔鬼扔到船外去,但当你忙着做这些事时,没有人来驾船,所以你就会有撞上礁石或翻船的风险。不仅如此,这是一场你永远不会胜利的斗争,因为船舱里的魔鬼无穷无尽。

　　我们可以从这个寓言中大概了解第三代认知行为疗法对消极情绪的态度:它们是令人烦恼的,总是在阴暗处威胁着我们。但是我们永远不可能消灭它们,因为它们会源源不断地再生出来;相反,试图控制它们的过程,无论是订立妥协的契约还是同它们搏斗,都会让我们远离生活的目标(即陆地)。但是,如果我们接受它们的存在,勇敢地驾驶船只,驶向我们生活的目标,我们就会发现其实它们只是虚张声势而已。

因此,对待消极情绪我们的态度应当是另一种"品味":并非是要沉溺其中,而是接纳其存在,并勇敢地与之共存。哈里斯总结了对待消极情绪的"扩展"技术的三个基本步骤:首先是观察,充分地打开知觉,意识到身体各个部分的感觉,例如胸中的紧张或者想哭的冲动,满怀好奇地观察、审视它。第二步是呼吸,即慢慢地深呼吸,将肺部清空再充满新鲜的空气,放松感觉身体肌肉的活动——这将降低你身体的紧张水平。第三步是允许,即"顺其自然",任由各种感觉如其所是地存在,即使你不喜欢它或不想要它。这三步看上去非常简单,但是绝不是那么容易做到。面对消极情绪我们的本能反应是挣扎,就像是被流沙吸入的人,然而正确的做法——向后靠并且浮在流沙之上尽管简单,而且全然不费力气,却是非常难以做到。尽管如此,经过持续的练习,持续地使用这种方式应对消极情绪,我们便能熟能生巧,逐渐地掌握这种技术。

6.3 心流与宗教体验

6.3.1 FLOW

我看着脚下的雪坡,最后下定了决心,迈下了坡段。刹那之间山坡之上的任何事情都抛在脑后,四周的人和脚下的雪地飞快地划过眼前,在这种强大的运动流之中我仿佛失去了自我:我不再以平时的方式知觉自身和世界;相反,眼前飞快地迎面而来的雪地似乎就是浑然一体的自我和世界。在飞快的运动中,我的大脑仿佛不再工作,取而代之的是一种连贯的精神,仿佛我的精神、我的意志在自动地对眼下运动的速度、地形的弯曲做出反应——这是一种和平时状态迥然相异的感受。在平时,我的决策是受到自己的一个个想法的控制,我在做出选择之前可以明确地意识到自己这样做的原因,而这种理性的状态让我能够适应环境;现在的情况恰恰相反,一旦我有哪怕那么一瞬间动用自己的头脑,"理性"地分析眼前的环境和地势,我就可能摔倒。我唯一能做的就是放纵自己的身体,就像被一种神秘的强大力量引导着。

耳边响起了雅尼(Yanni)的曲子《在晨曦中》(*in the morning light*)——这曲子我已经单曲循环听了不知多少遍。手中的画笔在敏捷地移动着,画面上是一个美丽的姑娘。我似乎并不需要花太多精力去考虑怎样落笔、力度如何；相反，我静坐的躯体仿佛受到跳动的笔尖的引导——活跃的笔尖和我蓄势待发的身体之间形成了一种微妙的张力。我仿佛融入到了那个光影绚烂的画面之中，并且我确信雅尼在创作这首曲子的时候和我是同样的感动。用心去塑造画面每一部分的光影、明暗和色彩关系，体验每一部分融入整体所创造出的和谐感。就在这时，微微干裂的双唇提醒我已经很长时间没有喝水了。我离开画板去找水喝，蓦然发现窗外已经一片漆黑——不知不觉已经画了一天。

当我扣出一记漂亮的贴网绝杀时，我意识到自己的感觉来了。每次打羽毛球我等待的就是这样的时刻：我能清晰地意识到这是一种特殊的意识状态。我的视觉仿佛变得更加敏锐，看到的东西仿佛具有更加鲜艳的色彩，更加活泼的运动感。整个身体已经很难说是由手、脚和躯干等各个部分所组成，我对身体的感觉也并不是我在控制它——我并不需要指挥自己的身体去做出什么样的动作，而它仿佛能够面对对方的来球自动地做出运动，而我的意识只需要作为一个旁观者享受这种流畅的过程。尽管已经持续地运动了 1 个小时，但是我的疲倦感居然荡然无存。这种感受一般都能够持续到打完羽毛球，并且即便是在运动结束之后的一两个钟头，在我已经脱下运动服换上便装的时候，我还是能够体验到那种兴奋感的残留：和我说话的人仿佛有着更加鲜亮的色彩，他的轮廓被镶上了闪烁的边缘，而他的声音则格外响亮清晰。

上面这些时刻分别是我第一次滑雪、我创作一幅插画作品和打羽毛球来手感时候的感受，它们都是我非常珍惜的美好体验。在学习心理学之前，我被这种神秘的体验所震撼；接触了积极心理学之后，我了解到有一位很有名的科学家专门研究这种体验。奇克森特米哈伊（Mihaly Csikszentmihalyi）是一位匈牙利裔美国科学家，将这种体验命名为"心流"（flow，也有将这一概念翻译为"流畅感"、"福流"的）。不过奇克森特米哈伊的名字在心理学界里面是出了名的难以发音；塞里格曼称其为积极心理学的领军人物，但是连塞里格曼都说他不会读这个名字，当他们相互提及奇克森特米哈伊的时候，有时候会说"那个研究心流的家伙"（the flow guy）指代。本系列积极心理学丛书或将专门有一本介绍心流体验，因此在这里我只是简要介绍心流与幸福感的关系。已经有多个研究表明，心流体验与人们的积极情绪相关；心流也被发现与自尊、生活满意度和成功的应对方式有关。尽管这些研究成果并没有确认其中因果联系的方向，但是我们有理由相信心流和幸福感之间的联系是双向的：心流体验让人更快乐，而快乐的人则倾向于能够更好地体验流畅感。

奇克森特米哈伊和他的同事采用经验取样法(experience sampling method，ESM)来测量心流的频率。这种方法测量被试的即时感受非常有效率，不过其成本也很高：每位被试身上佩戴有传呼机，实验者不定时地呼叫他们，他们必须把当时的感觉，正在做什么、想什么、有多投入等记录下来并发送给实验者。通过这种方式他们收集了 100 万个样本，包括了不同的年龄、种族和国家的人。结果发现，不同人在体验心流的频率上差异很大，有些人经常有这种体验，而另一些人压根就没有感受到过。奇克森特米哈伊追踪了 250 名高心流和 250 名低心流的青少年，发现那些低心流的青少年大多是在大卖场闲逛的孩子，他们每天花很多时间看电视；而高心流的孩子都有自己的爱好，他们打球，花很多时间做功课。研究者还给这些孩子做了幸福测验，包括自我评价、投入状况等。结果显示，高心流的青少年在幸福测验上的的得分普遍高于低心流的青少年，除了一项：高心流的人认为低心流的人生活比较有趣。也就是说，大部分的青少年都会认同逛大卖场或者看电视是比较惬意的一种生活方式，而做功课则比较无聊或者不那么令人愉悦。但是高心流的青少年能够从这些活动中获得一种充实感，他们相信现在的付出会带来将来的回报，因此总体上他们比低心流的孩子感觉更加幸福。不仅如此，在以后的生活中，高心流的青少年上大学的比率更高，有更良好的社会关系，未来的生活也比较成功。因此，心流不仅仅是带来了生活的充实感，也是我们建构自身心理资源的过程，让我们未来的生活过得更好。

事实上，奇克森特米哈伊的心流概念非常接近于传统人本主义心理学对幸福的理解。奇克森特米哈伊认为，幸福并不是金钱或者好运，而是不断地培养内在经验，并且对其具有更强的控制力，以至于个体能够达到一种最优的体验状态，那就是心流。他提出，心流产生的条件是活动的挑战性和个体自身的能力达到一种平衡。在这种情况下，个体的能力能够达到最大程度的发挥，潜能达到最大程度的挖掘。如果仔细体验的话，心流本身其实并不一定包含愉悦的感受：无论是滑雪，还是画画，或者是写文章，个体都会面对挑战，而挑战会带来潜在的焦虑。但是重要的是，在这一过程中个体的自我成长了，其心理资源得到了建构。这正像是人本主义心理学之父马斯洛的观点：人们的终极需求不是金钱，不是愉快的体验，而是自我实现，是人类成为自己，是潜能的最大发挥。

心流既然是一种如此美妙的体验，本应当成为人类理想的意识状态、理想的生存方式，但是在现代物质文明中，这种体验显得愈发难得。奇克森特米哈伊所提出的心流的一个必要条件是"专注",而这在我们的生活中越来越稀缺。弗洛姆曾经指出:"我们的文化却鼓励一种分心而弥散的生活方式,在其他任何地方,这种方式是无与伦比的,你一下子做很多事情,诸如阅读书报、听收音机、聊天、抽烟、吃饭、饮酒、喝茶。你是有一个宽大嘴巴的消费者,你渴望,同时也乐于吞咽一切东西——图片、饮料和知识。这种专注感的缺乏,在我们自己寂寞和孤独的困顿中,表现得非常明显。坐着不动、不说话、不抽烟、不阅读、不饮酒、不喝茶,对大多数人来说,这是不可能的;他们就会坐立不安,一定要使用手或嘴做点什么事情(抽烟就是专注感缺乏的症状之一,它占用了手、嘴、眼和鼻)。"就和不停地嚼口香糖、不停地抖脚、不停地搓下巴一样,这些停不下来的毛病都反映了一种潜在的焦虑:我们用这些行为占用自己的身体,这样我们就不必专注地做一件事情,不必承担什么。这种行为在逃避了可能带来焦虑的专注情境的同时,也逃避了帮助我们成长的珍贵的心流体验。相反,我们应该多一些全神贯注——完完全全生活在现在,生活在此时此地,不是在思考下一步要做的事情,而是想着此刻正在做的事情。

6.3.2 宗教与幸福感

在本节的最后还有一个有意思的问题,即宗教体验。宗教无疑在很多人的精神活动中占有重要位置,并且给很多人带来了相当强的幸福感。英格哈特(Inglehart)通过来自 14 个欧洲国家的总共 163 000 个反馈者的调查的数据资料分析,结果发现,那些去教堂一周一次或更多的人中,有 85% 的人说他们"非常满意"自己的生活,与此相对应的是,那些从不去教堂的人中,只有 77% 的人这么说,有时相关性比这更强。威哈温(Veenhoven)对学生或者是对所有人口进行抽样调查,结果发现在教堂出席率或传统宗教信仰与幸福感之间有一种正相关,系数大约为 0.15,在老人样本中,这一相关系数更大。美国的社会心理学家维特(Witter)等人对 56 项研究进行了元分析,得出的结论与上述结论类似:宗教信仰和宗教活动与主观幸福感具有适度相关,而且在老年人当中这种关系更加强烈。又如,尼尔·克劳斯(Neal Krause)在 2001 年收集了 1000 多名基督教徒的社会支持、经济压力、健康状况以及其他个人状况的数据,并于 2004 年跟踪调查这些人的生活状况。尼尔·克劳斯发现,宗教团体成员无论是给予还是接受同伴的支持,都有益于缓解自己的经济压力,而且,做礼拜更频繁的人往往在接下来的 3 年中更有活力。其他研究也表明,有宗教信仰的人吸毒和犯罪的几率更小,而且通常学历更高、赚的钱更多,也更长寿。以上研究似乎都在显示,有宗教信仰的人比无神论者的生活满意度更高,也更幸福。

不过我们看待以上的数据还应当谨慎,因为人口中大样本调查的结果往往只显示了真理的一部分。就像在第五章中我们讨论婚姻时一样,有宗教信仰的人比无神论者幸福感更高,这样的研究结果并没有告诉我们每个人应该做出什么样的选择才合适。宗教这个变量是一个外部因素,它对人的影响是通过很多内部心理因素而实现的,例如给人带来生活的希望与意义,让人习惯于感恩和宽恕,帮助人们应对重大灾难,为人提供社会支持,还有灵性体验等等;也有不那么善意的说法,比如马克思就认为,宗教是大众的精神鸦片,给人带来幸福的幻觉;弗洛伊德也认为宗教不过是父亲形象的替代品。因此,不管是什么形式的过程在起作用,如果我们能够有其他方法达到这些心理作用,即便不相信宗教也是能提高幸福感的。不过在中国,一个现实的问题是,根据盖勒普(Gallup)和日本电通(Dentsu)等世界范围内的调查结果,有 90% 左右的人口不信仰宗教,这个比率在世界各国中名列前茅。这证明了宗教在中国人的生活中的作用相对来说比较次要,因此笔者没有单独把这个主题拿出来加以讨论。在盖勒普的另一项研究结果中还显示,正是因为宗教对人的幸福感的作用依赖于上述心理因素的间接的复杂作用,所以宗教并不总是能够使人快乐,例如参加宗教仪式的人的快乐程度取决于他所生活的地方。调查中也发现,宗教与更高的幸福感之间的联系也并不是普遍的:比如在立陶宛和斯洛伐克,那些信教的人就报告了更低水平的生活满意度。所以我们可以说,宗教对幸福感的作用很大程度上取决于文化差异,尤其是宗教的信条。

6.3.3　特别地:灵性体验

"我当时身体完全健康:我们一帮人作长途步行,这是第六日,正锻炼得很好。前一天,我们由西司(Sixt)经过蒲爱(Buet)到了都伊恩(Trient)。我不觉得疲乏,也不觉得饥渴,并且我的心理同样健康。在福腊(Forlaz),我得到由家里来的好消息;我毫无忧虑,近的远的都没有,因为我们有个好向导,对于我们该走的路,丝毫没有疑问。我的状况,我最好将它形容做平衡的状态。忽然间,我觉得被举起,在我的上头,我感到上帝来临(我完全照我所觉得的情形说),好像上帝的善与权力完全把我渗透了。情绪的激荡那么猛烈,弄到我仅仅只能够告诉同伴青年们先走,不要等我。我就坐在一块石头上,不能再站,并且我的两眼溢出眼泪。我谢谢上帝,在我生命的历程中,他教我认识他,他维持我的生命,可怜我这个微小的生物和我这么一个罪人。我恳切地求他允许我贡献我的生命,去推行他的旨意。我觉得他答应了,他的答应就是,我应该逐日在屈辱与穷乏之中遵行他的旨意,让他,全能的上帝,去判断该不该将来某一时候叫我作更耸动人的见证。随后,慢慢地,这个出神状态离开我的心坎;那就是说,我觉得上帝收回了他赐给我的感通(Communion)。我能再走了,但很慢的,因为占据我内心的情绪还是那么强烈。并且,我曾不断哭了几分钟,两眼都肿了,我不愿意同伴看见我。出神状态也许经过四五分钟,但当时好像更长久的多。我同伴在巴林(Barine)的岔路等我十分钟,但我走了大约25或30分钟才追上他们,因为据我竭力回忆的,他们当时说我弄到他们落后几乎半小时。这个印象那么深刻,因之在我慢慢爬上斜坡之时,我自问难道摩西(Moses)在西奈(Sinai)会有比我更亲密的与上帝的感通吗。我想我应该说,在我这个出神状态之中,上帝是无形、无色、无臭、无味的;而且觉得他来临之感并不带有一定的方位。宁可说好像我的人格被一个精神的神(a spiritual spirit)将它变化了。可是,我越想找到语言来表示这种密切的神契,我就越觉得用任何我们平常的意象断不能够形容出这件事。究竟,最能表示我所感到的话,就是:上帝,虽是不可见,但在那里,他并不来到我的任何感官,但是我的意识知觉到他。"

在宗教对人的种种作用中,有时能给人带来洞见另一个世界的充满灵性的、神秘的、圣洁的体验无疑是十分重要的。上面这段话是一个瑞士人在长途旅行中突然经历到的一段灵性体验,记录在美国著名心理学家威廉·詹姆斯(William James)的《宗教经验之种种》(*Varieties of Religious Experience*)之中。已经有大量的研究表明宗教和灵性体验与身体和心理健康有关:普兰特(Plante)等人所编的《信仰与健康》(*Faith and Health*)中就介绍了大量此类研究。不过这种体验其实并不专属于宗教。有几项研究暗示了这种神圣的体验本身就能给人带来美好的感受,而宗教的其他因素:信条、仪式等并非必需品。例如,迷幻蘑菇(magic mushroom),学名裸盖菇(psilocybin mushroom),是西方国家很流行的一种致幻剂,也是一种经常被用作娱乐用途的精神活性药物。2006年,美国政府资助了约翰·霍普金斯大学R.格里菲思(R. Griffiths)等人做了一项研究:他们找来一些经常参与宗教或者灵修活动,但是从来没有接触过致幻剂的被试,给他们服用裸盖菇素。被试服用后,实验者要求被试闭上眼睛,把注意力集中到自身。被试在实验环境中独自1人,实验持续的时间为8小时。这样的实验每个被试2个月进行1次,一共包含2~3次。结果发现,裸盖菇素不仅仅产生了一般致幻剂的效果,即知觉改变、主观体验和包括焦虑在内的易变情绪,而且还让被试产生了神秘体验:被试感觉到了自己个人生命意义和精神活动的重要性的极大增强。在实验后被试的自我报告和社区中观察者的评分都显示了被试态度和行为的持续性的积极改变,而被试将这种改变归因为以上意义和精神性的增强。三分之一的被试报告说,他们在实验中的感受是他们的精神生活中意义最重大的时刻,三分之二以上的被试报告说这是他们精神生活中最具意义的 5 个时刻之一。在研究结束两个月之后,79％的被试报告了幸福感或者生活满意度的提高,而其他的观察者,比如他们的朋友和亲戚则证实了这一点。他们还报告了焦虑和抑郁等症状的减少,或者完全消失。

这一研究用随机分组实验的方式证实了灵性体验的重要性。这些被试的平均年龄为 46 岁,他们常规性地参与宗教或者灵修活动,说明他们以往一定是被那种神奇的精神状态所满足;但即使如此,致幻剂仍然让他们中的很多人产生了从未有过的巅峰的精神体验。在人类社会中,很大一部分人会将这种体验归结为宗教的原因,但是事实上这种体验本身就具有重大意义。最近一项神经电生理的研究从另一个角度给了我们更多的启发。"上帝之盔"是一种神经科学仪器,它能够形成磁场波动,刺激颞叶神经细胞的活动,其外形如下图所示。磁场波动的强度很弱,和电话座机听筒或者我们一般家里用的吹风机所产生的磁场强度差不多。加拿大的神经科学家迈克尔·波辛格(Michael Persinger)发现,被试在使用"上帝之盔"的时候报告了"神秘体验和非同寻常的精神状态(altered states)"。在一篇报告中,迈克尔·波辛格指出,尽管实验室中只有被试一个人,80％的被试感觉到有一个实体在他们身边存在(a presence beside them),有的被试甚至报告说看到了上帝。大概 1％的被试说体验到了上帝的存在,而其他人大多没有这么夸张,但是声称强烈地感觉到了"另一个有意识、有感情的生物的存在"。这项研究具有很

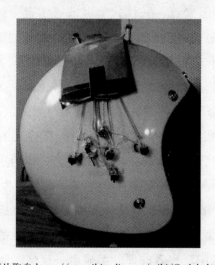

图片取自 http://en.wikipedia.org/wiki/God_helmet

强的争议性,因为它挑战了人们传统的宗教观念,甚至指出了上帝存在的位置就在我们的头脑之中。尽管这一现象的机制尚未十分明确,但是波辛格等研究者已经将这一技术应用于临床治疗当中。他们的研究发现被试在每周一次,连续五周使用"上帝之盔"之后,抑郁和恐惧症的症状得到了显著的缓解。

以上迷幻蘑菇和上帝之盔的研究都从一个侧面告诉我们,灵性体验可以作为一种独立于宗教的心理因素存在,而且似乎有越来越多的证据显示它对于个体的幸福感有着持久性的影响。当然作出科学结论说致幻剂或者磁场刺激可以通过灵性体验来提升人的幸福感为时尚早,但是对于我们之中很多有过灵性体验的人来说,这两个实验确认了我们曾经主观体验到的美妙感受。

本章小结

在前几章中,我们看到了金钱、婚姻和工作这些外部变量并不能决定我们的幸福感;相反,人们的心理因素对于幸福感有着更加直接的影响。在本章中,我们介绍了体验层面上的因素对于幸福感的作用。

首先,为什么我们说幸福感不能仅仅"求之于外"呢?因为很多情况下我们已经有了很丰富的物质环境,但是我们并没有充分地从中获得快乐;问题不在于我们拥有多少,而在于我们关注了什么。包括《华盛顿邮报》实验在内的一系列研究告诉我们,如果我们能够去体验生活,而不是匆匆忙忙地追求什么的话,我们能够发现很多美好的东西,幸福感是可以像变魔术一样"凭空"增加的。充分打开自身的知觉,对身边的事物予以积极的注意,这不仅仅决定了我们当下的感受,同时也塑造了我们未来的回忆;而由于我们对生活的知觉正是由一个个的回忆所组成的,因此积极的注意和回忆实际上在我们的幸福感中起到了一个核心作用。

对于消极情绪,我们的态度稍有不同。很显然沉浸在消极情绪中是不好的,但是这并不代表我们应当压抑它,或者是用放纵的行为将其发泄出来。心理学已经得出了很多研究结果证明压抑和发泄都是不利于我们健康的消极情绪应对方式。积极心理疗法给我们提供了有用的启示:我们可以接纳它,尝试不加评判地与之共存,"顺其自然"。

最后,我们讨论了两种积极体验:心流体验和灵性体验。从某种意义上说心流体验并没有那么"舒服"——至少我们并不放松,但是它给我们的美好感受是持续性的,代表了我们机能的健康发挥;我们在心流的过程中也建构了未来的资源。宗教和幸福感之间的关系是复杂的,但是灵性体验相比于宗教是一个更加普遍的现象,也更直接地影响到我们的幸福感。

VII 幸福感与乐观的信念

积极心理学丛书或将推出十本书，涵盖积极心理学领域的大部分内容；而本书所介绍的幸福感又属于积极心理学的核心内容，与积极心理学的总体任务和各个领域都有着千丝万缕的联系。因此，笔者在写作的时候就非常注意尽量不与其他领域相重叠，避免丛书之中的冗赘之处。但是即便如此，笔者仍决定将单独的一章贡献给乐观这种心理品质，因为在笔者看来，这一概念对幸福感的作用极为重要。在心理学中对乐观也有着不同的理解。有人认为乐观是积极的解释，有人认为乐观是积极的期待。在本章中，我们将会学到积极的解释和期待是如何起作用的，理解了这一点，我们就能够更好地利用乐观来提升幸福感。

7.1 乐观地解释过去

星期五的上午，你一边干着手上的工作，一边幻想着即将到来的周末。昨天已经和几个朋友约好了，今天晚上就开车一起去郊区，就连宾馆临湖的房间都订好了，可以整整两天都在一起好好玩。突然，你的老板阴沉着脸来到你的办公桌前，严厉地让你去他的办公室。如果是你，会怎么解释老板的这个行为呢？

塞里格曼认为，乐观就是对生活中所发生的事情积极的解释。我们每天都会遇到成千上万件事情，并且会对这些事情背后的原因有一个假设：前面那辆车在左转线上却闪着右灯，一定是司机走错车道了，或者就是忘记扳回转向灯的手柄；厕所的门上有黑漆漆的一团，一定是某些没素质的人蹲坑的时候无聊用烟头烫出来的疤痕。然而，生活中很多事情并非像上面这两个例子一样能够轻易地推测出原因，就比如上面那段中，你莫名其妙地受到老板严厉的对待。塞里格曼认为，我们解释这些不确定信息会有一定的风格和倾向性，即归因风格。塞里格曼在哈罗德·凯利(Harold Kelly)等心理学家的研究成果的基础之上提出了归因风格的三个维度:(1) 不稳定性。在上例中,认为所发生的事情并非一种稳定的常态,而是有一定原因造成的特殊情况,这就是乐观的。(2) 外部性。在上例中,外部性是认为事件的原因不在自己,而在于其他的原因,这样就是乐观的。(3) 特定性。在上例中,乐观就是事件的发生是由于特定的原因,而非一种会泛化到所有情境中去的原因。

以上面这个工作情境中的不愉快事件为例,根据这三个维度划分出来的解释结果如下表所示:

		特　定	普　遍
内部	稳定	① 我肯定有什么地方让他不喜欢我了,老是我一个人的麻烦。	⑤ 我就是特别容易招领导的不喜欢,让别人挑剔我。
	不稳定	② 看来是我昨天那个报告出了大问题,让他生气了。	⑥ 我最近一段时间工作状态不太好,大家对我都不太满意。
外部	稳定	③ 他就是对我不满意,老是这么针对我。	⑦ 他不适合当领导,老是对我们这些下属乱发火。
	不稳定	④ 他儿子昨晚又和他吵架了吧,让他这么不高兴。	⑧ 他也有四五十岁了,肯定是更年期,情绪总是不稳定。

应当指出,在积极的事件中,所有这些维度的积极性会反转过来:认为好事情是由于自己的原因、稳定地发生并且这种好事情发生于生活的各个方面,这样的归因更加乐观。这个理论所揭示的乐观归因风格,其对于人的好处是显而易见的。比如说,如果你的归因是上表中的①,那么从此刻开始一直到你进入老板办公室,你会一直在琢磨自己究竟为什么这么不招老板喜欢,你会列举出自己经常被人批评的一些弱点,然后曾经发生过的一系列不愉快的事情就开始浮现在脑海了。相反,如果你的归因是④,那么你就能够释然地接着做应该做的工作,在向老板确认事实之前,你的心情会好很多。为了测量这种乐观的归因风格,塞里格曼开发了《归因风格问卷》(Attributional Style Questionnaire, ASQ)。这一问卷包含了 12 个生活事件,其中有一半是好事,一半是坏事。被测者针对每一个事件回答 4 个问题,例如:

一位朋友有困难找你帮忙,而你又不想帮助他(她)。

1. 请写出你不想帮忙的一个主要原因:

2. 你不想帮你朋友的原因,是同别人或周围环境有关,还是同你个人有关?

完全同别人或周围环境有关　1　2　3　4　5 完全同我个人有关

3. 以后你若有位朋友有事请你帮忙时,这种原因还会出现吗?

决不会出现　1　2　3　4　5　总会出现

4. 这种原因只影响到你的朋友有事请你帮忙还是影响到你生活中的各个方面?

只影响这一特殊情况　1　2　3　4　5 影响生活中的各个方面

在这一测量中,第一题是个半开放问题,而其他三道题则是在外部-内部、稳定-不稳定和特定-普遍三个维度上进行5点评定。在消极事件的题目中,三个维度每一个得分越高越消极;在积极事件的题目中,每个维度的得分越高就越积极乐观。最后的总体分数是积极题目总分减去消极题目总分。这个测验比较好地实现了塞里格曼的乐观构想,已有研究表明 ASQ 可以预测抑郁症状的发生。但是它同样存在相当的缺陷,比如说这12个事件是否具有代表性?12道题目这个较小的题目量很难得到恰当的内部一致性信度,因此三维度的结构效度也很难证实。为了解决测验题目所提供的情境不够有代表性的问题,彼得森等研究者又开发了内容分析技术(Content Analysis of Verbatim Explanations, CAVE)。这种技术是通过分析人的自传、遗嘱、新闻稿、录音带、日记、病例、访问对话等材料来得知一个人的解释风格。这种方法的优点在于,一是比较真实,贴近个体本人的生活情况,二是可以分析历史人物等当前无法直接接触的人。

已经有大量研究显示乐观的归因风格和幸福感、心理健康有关。例如海伦·张(Helen Cheng)等人的问卷测量研究发现乐观归因风格能够预测幸福感,而悲观归因风格能够预测身体和心理健康,且乐观归因风格对幸福感的预测还要强于悲观归因风格对于身心健康的预测水平。罗切斯特市的梅奥医学中心(Mayo Clinic)是美国非常有名的医疗机构,那里的科学家研究了839位病人的心理状态,包括乐观。这项研究持续了40多年,到2000年已有200个病人去世,通过比较发现,乐观的人比悲观的人长寿19%。毫无疑问,归因风格作为乐观的一种理解,和幸福感之间的关系非常紧密。

7.2　乐观地期待未来

但是这种乐观的概念有一个缺陷:乐观的解释风格只能应用于已经发生的事情,因此个体的乐观是处于相对被动的地位:我们只能是在发生了一件事情之后,想一想有没有别的解释,从而让自己感觉更好。所以根据这种理论的理解,乐观的人是那些对发生在自己身上的事情进行积极归因的人。然而我们日常生活中对乐观的人有另一种感觉。如果我们问乐观的小刘,老板为什么对你态度不好?小刘可能会回答,或许他今天过得不顺利,或者我上个任务完成得不好;但是如果我们不问的话,乐观的归因似乎并不是他人格中非常重要的部分,他甚至并没有有意识地进行归因。相反,在生活中似乎不管发生什么事情,小刘都不认为事情有那么坏,总能看到生活中更好的一面。打个比方来说,就是总能从杯中看到还有半杯水,总能够从手中的酸柠檬看到潜在的爽口的柠檬汁。这种乐观并不是针对已经发生的特定事件,而是能够应对不确定的未来可能发生的任何事情。就像是在《乱世佳人》中郝思嘉最后说的那句话:"明天又是新的一天。"(Tomorrow is another day)

这种对未来总体上抱有积极期望的乐观正是沙耶尔(Scheier)等研究者提出的"气质乐观",是一种相对稳定的人格特质。气质乐观的概念建立在动机的"期望—价值"模型上。该模型认为,我们是否努力去做一件事情,受到对完成任务概率的期望和任务目标对于自身的价值这两个因素的影响。期望这一因素是说,我们对所要完成的工作有一个预期。比如说老板给你安排了一个活,限你在今天下班之前干完。如果你预期这项工作自己能够按时完成的概率是80%,那么你就会鼓足干劲,立马开始着手完成;相反,根据你以往的经验根本不可能在下班之前完成,或者你以前根本就没做过类似的工作,觉得挑战的难度超过了自己能够应对的水平,你对自己按时完成任务的概率的估计也就在20%左右,那么你就会懈怠,没有动力好好干。这一理论同样是一个认知模型,因为它强调的是期望这种认知因素对我们的情感、行为的影响。

在这一模型的基础之上,气质乐观就是我们对未来的一种泛化了的期望:气质乐观的人对自己完成目标的期望总体上高于缺乏这种特质的人。沙耶尔等研究者编制了《生活定向测验问卷》(Life Orientation Test)。其样题如下所示:

	非常同意	同意	不确定	不同意	非常不同意
1 在不确定的情况下,我常常期待最好的结果	5	4	3	2	1
2 我从不指望好事情会发生在我身上	5	4	3	2	1

已经有大量研究证实了气质性乐观对人的积极影响。例如,有研究发现在

LOT 上得分较高的孕妇更少患有产后抑郁;气质性乐观更强的大学新生在入学 3 个月之后更少表现出抑郁;在生理方面,也有研究发现气质性乐观的人相比于悲观的人更少表现出身体上的症状,且手术之后那些气质性乐观的病人能够更好地康复。

7.3 乐观是如何起作用的

7.3.1 自我实现的预言

通过前两节我们知道了乐观的两种定义,并且看到,不管是哪一种对于乐观的理解,都有大量实证研究支持了乐观和人们身心健康之间的联系。但是这些统计数字说服力似乎仍然不够,我们需要看到乐观如何起作用。因为如果乐观起作用仅仅是因为它能够让我们更快乐的话,似乎并不足以让我们采取乐观的态度。举例来说,自己连续几次没考好,归因为这几次考试自己都不在状态,这样得到的快乐似乎就是有些愚蠢,是一种自欺欺人。因此在笔者看来,乐观的作用并不仅仅是改善情绪,更重要的在于它能够激励个体的行为。来看下面的例子。

2011 年初,我在四川省绵竹中学做实习心理老师。心理老师对于那些孩子来说是个很新鲜的角色,他们都很好奇,同时似乎又不太好意思接近我。一天晚上,我在高三(2)班看自习——这里的班号是按照学习成绩排列的,因此这个班的学生学习都比较优秀,压力相对来说也比较大。这时候坐在最后一排的一个男同学站了起来,然后全班同学似乎都注意到了他,在下面叽叽喳喳地窃笑。那个男生来到讲台,我认出他是班上一个很活跃的男生。

"于老师,我想和你谈谈。"他有些腼腆地说。

"好啊,我们出去谈吧。"于是我们走出了起哄的教室,来到了外面的院子里。

"是这样的,我最近总是觉得学习力不从心。自己的理想是考到成都的一个大学,也一直在激励自己,但是学习一直就处在中等水平,没什么长进。"哦,原来是想和我聊聊学习方面没有进步的困扰。于是我把问题具体化,发现他最困扰的科目是数学。然后我建议他最好根据自己在数学上的目标制定学习计划,预计在考前提高多少分,落实到每一部分知识巩固多少,然后再把工作量分配到每一天,坚持每天完成多少复习。他说:

"于老师,其实你说的计划我也有做。可是我的计划经常被打断,坚持不下来。其实这也是非常困扰我的一点:我觉得自己意志力好像不强似的,总是半途而废。"

我说："其实你的计划没有完成有很多的原因吧，比如说你规定自己在晚自习的第一个小时，刚刚读完英语的时候复习数学，但是这时候突然发下来了语文试卷，你一看自己语文没考好，挺着急，就用这个时间来搞语文了。再比如你本来计划每天中午上自习之前提前回教室复习一下错题本，但是这天中午天气恰好特别好，哥们一叫打球去吧，就把这事错过了。"

"对对，很多时候是这样的。"他同意我的说法。

我接着说，"其实没完成计划有很多原因，上面这个原因很大程度上是因为你的计划不够灵活，没有考虑到自己很多临时的需要。这样的话你应该制定一个更灵活、宽松的学习计划，比如说因为这些临时情况损失掉的数学学习时间怎样补回来之类的。"

"哦"，他若有所思地答应。

"但其实还有一件事情更重要。"我接着分析，"即便你不知道自己为什么总是完不成计划，不知道如何做才能够完成计划，你也不应当归结为自己'意志力不强'。归结为'意志力不强'的唯一后果就是下次你再制定计划的时候对自己的要求就会降低，甚至怀疑制定计划根本就是在浪费时间，因为反正也没有那个意志力去实施计划。所以，永远不要觉得自己意志力不行。"

他好像听得很有感觉，连连点头称是。

这件事是比较典型的塞里格曼所说的归因风格问题。这位同学把自己常常完成不了计划归因为意志力薄弱——这是一种内在、稳定和普遍的缺陷，如此归因的结果并不仅仅是他的失望情绪，而且当他认为自己意志力薄弱时，对自己的要求也会降低，从而自己阻断了自己进步的力量。这种现象在心理学中被称为"自我实现的预言"，意思是说一个预言被作出来之后，这个预言本身会导致它自身的实现。用一个简单的例子来比喻：我预测明天会下雨，明天就果然下雨了；我预测明天是大晴天，明天果然万里无云。这种现象在自然科学领域看起来似乎很不可思议；但是在心理学中并不少见，因为人的预言作出的同时也会改变这个人本身，从而使他的行为对客观世界产生影响。心理学中最著名的自我实现的预言应该属于1965年罗森塔尔（Rosenthal）所做的研究。罗森塔尔等人给班主任看了他们的学生在《哈佛大学影响获得测验》上的得分，并且告诉班主任根据这项测验的成绩，某些学生可能成为尖子生。事实是这个测验完全是被虚构出来的，而那些所谓的"尖子生"也是完全随机地被挑选出来的。但是令人惊讶地发现，在之后的一年中"尖子生"的 IQ 增长显著地超过了普通学生的 IQ 增长水平。也就是说,尽管教师对于他们的学生的潜能的预测是毫无根据的,但是已经足以影响学生,使那些本无不同的学生成为"尖子生"。

7.3.2 自我实现的幸福期待

自我实现的预言同样可以用于我们的幸福感上。来看下面这几个例子。

"当当当当!"刺耳的噪音闯入了你的梦乡,你吓了一跳,然后意识到是你同屋的手机短信。天还早,你可以再睡两个小时。但是这时候你开始烦躁不安,因为你的同屋正在回短信。这种情况经常发生:虽然你很讨厌噪音,但是如果你向室友提出来让他调成静音,你可能就很难再睡着。所以你选择了忍耐,但是你无法真正地放下心去睡,因为似乎下一声噪音就要在下一秒中爆发。于是你一直在担心着,可是那第二声噪音迟迟未来。终于,你烦躁的心情超过了你睡下去的欲望,你皱着眉头坐了起来。

三年前你们做出了不同的抉择:他决定出国继续深造,你决定在国内工作。经过刻苦的准备,他终于考取了全额奖学金。三年以来你逐渐开始后悔当初自己的决定:现在的工作薪水不高,提拔机会少,还要浪费很多时间在打通人际关系的无聊事情上。尤其是一想到他在国外靠着丰厚的奖学金过着悠闲的生活,甚至能找个外国女朋友,就觉得十分不平衡,更加觉得自己选错了道路,落到如此不幸的境地。终于,在一个节日你们有机会互通了电话,令你惊讶的是,他的生活并不悠闲,甚至更加痛苦:每天花大量时间写程序,让他感觉没有意义,纯粹是给老外打工;而且这个领域国内也逐渐过剩了,回国也不一定能够找到好工作,薪水还不如自己高。你感觉心里突然放松了一些;但是同时,你也为自己这三年的自我折磨感到遗憾。

在这两件事中,一个共同点就是你对消极情绪的预期导致了你的消极情绪。在第一个例子中,尽管你没有再一次经历刺耳的噪音,但是你对它的预期给你造成了同样水平的痛苦。在第二个例子中,你的生活并不比你的朋友差,但是你对你们生活差距的设想造成了你的痛苦。生活中这种对于情绪的预期导致情绪本身成为现实的例子还有很多。著名的心理学家、心理治疗师弗兰克尔(Viktor E. Frankl)提出了"预测性焦虑"的概念,来指那种对焦虑的预期会导致焦虑真正发生的现象。有些时候,人们对于自己某种症状会产生恐惧的预期,人们十分担心它会发生;但是这种恐惧恰恰总是倾向于让人们所担心的事情成为现实。因此人们很容易陷入一种恶性循环:症状引发恐惧,恐惧诱发症状,症状的再次复发又会强化恐惧。这种现象在"性神经症"(sexual neurosis)中最为常见：性行为中的男人过于想要展示自己的性能力，结果他这样的心态反而让他不能够全身心投入，结果往往是阳痿等性功能障碍；对于女人也是一样，她们有时候担心自己不能获得性高潮，结果这样她们便无法真正投入，果然导致性冷淡。不过弗兰克尔那时候并没有提出"乐观"作为解决办法，他提出的办法称为"矛盾意向"：人们有意识地去希望自己担心会发生的事情发生，或者去做自己实际上不愿意发生的行为，这样反而消除了预测性焦虑的影响，让人们能够踏踏实实地做该做的事情。例如，这个方法据称对于口吃的孩子很有效：当口吃者想要自己口吃着说话的时候，他实际上并不能很好地这样做。

7.3.3   与心理学本身的有趣类比

其实，我们甚至可以指出，心理学研究的发展本身就是一个很好的例子来证明消极的预期会使得消极的情绪成为现实。科学心理学在 1879 年建立以来的大部分时间里，其心理健康领域都在研究心理变态、心理疾病，得出了浩如烟海的临床心理学研究数据，但是从总体上来看，人类的心理疾病减少了吗？没有。相反，正如第三章中所指出的那样，从 20 世纪 60 年代到 20 世纪末抑郁症的发病率增长了 10 倍之多。消极心理学是建立在精神分析的悲观的人性观的基础上，去寻找人性中的黑暗面，找到的当然都是消极的结论，给大众一个印象：我们是被性冲动、死亡恐惧控制的怪物，一不小心就会染上抑郁、神经症等心理障碍，而这些回过头来又强化了悲观的世界观。正像弗兰克尔指出的那样，大众阅读了流行的精神分析读物，他们常常在终有一天要为自己过去的创伤性经历付出代价的恐惧和忧虑中生活。这实际上就是一个悲观的研究→悲观的结论→悲观的研究的恶性循环。

不仅仅是学术研究过程，在心理咨询与治疗的实践过程中更是如此：经典的精神分析治疗每周有三至五次，平均总的治疗时间达到 5.7 年！想象一下吧，在你的一生中花费几年的时间，在这几年中每隔两三天就要到精神分析师那里挖掘一下你过去受过什么样的创伤，不无夸张地说，没病都能把人逼疯。确实有实证研究支持了这种自我实现的预言。在上一章中讲到积极记忆的部分时曾经提到过一位著名心理学家洛夫托斯(Elizabeth Loftus)，她就提出病人被分析出来的童年性创伤很可能是在治疗过程中，经由治疗师的暗示，心理求助者的记忆被重构的过程。也就是说，一个人本来没有性创伤，结果被"忽悠"得相信自己曾有过创伤。当代新发展出的心理治疗流派，例如在上一章中曾经介绍过的第三代认知行为疗法,就越来越摒弃这种悲观的视角,不再把精力集中于挖掘不愉快的经历,而是更多地让人们活在当下,增加积极的体验。就像是太极图案一样,当白色的部分增多,黑色的部分自然就会减少。因此,积极心理学本身就是一种更加乐观的取向,它的研究本身就表明了它所倡导的一种精神。

因此,在以上所讨论的情况中,乐观的作用是让我们从不确定的情境中看到好的一面,总是对更好的结果抱有期待。这样我们可以充分地活在当下,而非被自己的担忧和恐惧所控制。这正像是本章开篇林肯所说的那句话:"对于大多数人来说,他们认定自己有多幸福,就有多幸福。"从这个意义上讲,我们再一次验证了这一结论,即幸福的生活绝非简单地由外在的物质因素所决定,它同样地受到我们心态的影响。

7.4 乐观的生活是我们的选择

7.4.1 抑郁的人比较正确?……也不一定

或许有人会有所怀疑:没错,按照你的逻辑,很多时候我们确实是因为自己悲观的解释或者预期而惶惶终日,最后发现自己的担忧是没有必要的,可是已经白白错过了太多的美好时光。但是,对于一件不确定的事情,我们有时候总觉得那些没事儿偷着乐的人是缺心眼儿,他们太愚蠢以至于看不到可能的悲剧结局。这种说法并不是空穴来风,而是以现实生活中我们的体验为基础的。20世纪70年代两位聪明的研究生则将这种现象在实验室里重演了出来。劳伦·阿洛耶(Lauren Alloy)等人让大学生被试控制一盏绿色的灯光,有时候被试有完全的控制权,灯只在他按下时才会亮,如果不再按一次就继续亮着;其他时候,则是不管被试有没有按开关,灯都会自己亮。然后他们请被试评估他们对这一情境的控制程度,比较抑郁的学生对他们能控制或不能控制的评估都很准确,但是不抑郁的学生的表现让人吃惊:他们有控制权时,对自己的评估很正确,但即使完全没有控制权时,他们依然认为自己掌握着35%的控制。也就是说,正常被试在这种情况下不能够对自己做出正确的评估。这项研究说明了,抑郁的人尽管心境比较低落,幸福感水平比较差,但比较正确。抑郁的人比较实际,他们能够比较正确地判断自己控制环境的能力;而有幸福感的人对自己能力的评估通常超过别人对他的判断。

生活中的另一个控制错觉的例子是在股票交易市场上。人们都认为通过对企业和行情的分析，我们能够挑出那些最具潜力的股票，从而赢利——我们还付给股票交易方面的专家非常高的薪水。但事实证明，相比于购买所有股票的指数基金，由股票专家管理的购买特定潜力股的共同基金并没有获利更多；相反，在美国股票市场上，在到 2008 年 4 月为止的五年中，76％的股票的共同基金没有胜过持有在美国证券交易所交易的所有股票的指数基金。这说明相信我们自身的控制力是一种相当普遍的现象。在人口调查中发现的自我服务偏差也为人群中普遍存在的积极错觉提供了经典的论据：80％的美国人认为他们的社交技能落在正态曲线的前半部分，大部分人认为他们的工作表现好于平均水平，大多数开车的人都认为他们开车比一般人更安全，包括那些曾经出过车祸的人。这项调查有意思的地方在于，针对每一个被调查者我们并不知道他的能力是不是处于中上水平，但是大多数人都认为自己比平均水平更强，这显然是个谬误，揭示了一种普遍存在的现象：我们看待自己的时候往往戴着玫瑰色眼镜。这些研究似乎都从某些侧面证实了，大多数人对自己、对生活的认识往往是有着积极的偏差的，而那些最精明的一部分人，更可能看到生活中现实的一面，他们看到了更加沉重的生活的重担，因此不那么快乐。

上面的研究结果似乎为那些天生的悲观主义者找到了他们在生活中总是皱着眉头的正当理由。不过另一方面，我们也发现悲观的预期并不总是更加正确。心理学家丹尼尔·吉尔伯特(Daniel Gilbert)等人曾经做过一项研究，他们让年轻的教授预测，获得终身聘用对自己情感的影响。这些年轻的教授表示，如果获得终身聘用，自己会欢欣雀跃，而如果终身聘用的申请被拒绝，则会感到极度受挫。结果却很有趣：当终身聘用的申请结果出来时，那些获得终身聘用的教授在短期内会感到兴奋和宽慰，但是很快就适应了新的环境，然后一切又回到正轨；而那些没有获得聘用的教授，虽然情感上受到伤害，但是并没有先前自己预期的那样痛苦。这个研究说明了这些大学教授尽管在预测自己情感变化趋势上是正确的——他们知道终生受聘会让自己快乐，而被拒绝则会带来失落，但是他们在预测自己情感变化的强度和持续时间方面并不准确。另一项研究结果证实了，不仅仅是大学教授会错误地预估自己情感的强度和持续时间，而且这种现象在人们之间是普遍存在的。比如有研究调查了等待艾滋病检测结果的人，让他们估计艾滋病检测结果对自己情感的影响程度。他们认为阳性的检测结果——即证明了自己感染了艾滋病——会让自己精神崩溃，而阴性的检测结果则会让自己感觉重获新生。研究结果却发现,正反两种结果对人们的影响都被他们自己高估了。也就是说,在人们得知自己艾滋病检测结果为阳性的 5 周之后,他们的实际痛苦程度比自己之前估计的要轻。人们常常会高估某件事情对我们情感的积极影响或消极影响程度,这种现象被称为"影响偏差"(impact bias)。然而对于痛苦的预期在很多情况下使我们茶饭不思,夜不能寐,严重影响了我们的生活质量。

7.4.2 最终的选择权在我们手中

上面几段我们看到,尽管"快乐的傻瓜"在我们的脑海中是一个鲜明的原型,也有一些研究证实了那些不快乐的人可能在某些方面更加正确,但是在这方面我们很难下定论,因为相反的证据也是赫然在目。而且,现实生活中更多的事情我们可能很难像灯泡控制力实验中一样知道真正的情况如何,我们很难知道自己的判断到底是否准确。比如说,在 2012 年 12 月 22 日黎明到来之前,我们从来都不知道玛雅人的预言是否可信。因此,从正确率的角度来讲,我们的理性很多情况下对于告诉我们应该悲观还是应该乐观都是无能为力。决定是悲观还是乐观,更多地出于我们的个人选择:你愿意过一种什么风格的生活?

有些人表达了悲观的态度。《守望者》(*Watchmen*)或许是有史以来最伟大的漫画之一了。其天才的作者阿兰·摩尔(Alan Moore)讲了这样一个笑话:

有一个男人去看医生。

他说他感到非常抑郁。

他说,生活看上去是如此的艰难和残酷。

他说,在这个危险的世界中,前方的一切都是如此模糊、如此不确定,他感觉到非常孤独。

医生说:"治疗很简单。伟大的小丑帕利亚奇(Pagliacci)今晚来镇上表演。去看他的演出吧。那会使你振作起来。"

男人突然痛哭流涕,说,"但是,医生……我就是帕利亚奇。"

这个黑色幽默非常契合《守望者》整体的黑暗、末世论的基调。《守望者》中有一个主角叫喜剧演员(the Comedian),他一直认为自己比别人更多地看清了世界的黑暗,并且能够采取一种玩世不恭的态度,逍遥地过活。但是故事的结局是他被一个更大、更残酷的阴谋所击败。就连这部漫画的封面都是一个被滴上血渍的笑脸徽章,隐喻着生活的残酷打败了喜剧演员,打败了他的乐观态度。很明显,这个角色的命运似乎传达了这样一种信息:不管你有多精明,总有你想不到的灾难等着你。

但是有人不这么看。弗兰克尔说过一句名言："我们在任何情境下都拥有最后的自由——选择自己态度的自由"。有一些人对于灾难的看法和上述逻辑恰恰相反：不管生活多么艰难，不管发生什么样的灾难，最终如何看待这个世界的选择权还是在我们。罗曼·罗兰（Romain Rolland）也有一句广为传颂的名言："世界上只有一种英雄主义，那就是了解生命且热爱生命的人，生活这样美好，活它一千辈子吧！"总有这样一类人，他们有着打不倒的乐观主义，即便在了解到世界残酷的真相之后，也能够选择看到生活中更好的一面。

北京师范大学原来有一位著名的学者启功先生，他不仅在书画、国学方面学富五车、著作等身，在生活中也风趣幽默，有着一贯的乐观从容。曾经有一个故事，启功先生在已经成为国学泰斗后，受到人们的尊敬。不时地有人请启功先生题字。但是有一次来了一个人很无礼，请启功先生题字还毫不客气，题完字之后还说"您怎么给竖着写了，我想要横着的。"启功先生呵呵一乐，说："您早说啊，我带把剪刀把它剪了，再粘成横着的不就得了。"面对不懂礼貌的人，启功先生也并没有发怒，没有斥责对方，只是一笑而过。有人问他，生活并不处处如意，您怎么总是乐呵呵儿的呢？启功先生的回答非常简洁："呵呵，不乐，那多亏呀。"生命是短暂的，我们的幸福就掌握在自己的手中。从这个意义上来说，或许乐观不仅不是愚蠢，反而是一种参透人生的大智慧。

帕斯卡（Blaise Pascal）是17世纪著名的法国哲学家、数学家，他提出了"帕斯卡之赌"（Pascal's Wager）。大意如下：有一天他问自己的学生，上帝到底存在还是不存在呢？这个问题很难用推理来得到答案，于是帕斯卡从赌上帝存在或上帝不存在的后果进行分析。如果赌上帝存在，上帝真的存在，那么上帝会恩惠你，比如让你上天堂，或者多给你一次生还的机会；如果上帝并不存在，那么其实你并没有什么损失，该是一条命还是一条命。另一方面，如果你赌上帝不存在，而上帝确实是存在的，那么你将因为失去上帝的恩惠而损失很多，比如你会下地狱；如果上帝不存在，那么你没有收获也没有损失，还是过正常人的生活。因此，总体来说相信上帝存在，满怀一颗对生活充满美好期待的心，对我们的生活有益无害。日常生活中充满了像上帝是否存在这样的不确定性问题，就像阿甘（Forrest Gump）说的那句名言一样，"生活就像一盒巧克力，你永远不知道下一颗吃到什么口味。"那么，你赌下一颗会吃到喜欢的夹心巧克力，还是不喜欢吃的黑巧克力？

本章小结

在本章中，我们介绍了乐观和幸福感之间的关系。首先，对于什么是乐观有两种不同的理解：塞里格曼认为乐观是对已经发生的事情的积极解释，而沙耶尔等研究者则从对未来的积极期望的角度阐述这一概念。这两种理解都有一定的道理，它们和幸福感之间的关系都得到了大量实证研究的证实。

接着我们看到了乐观之所以会给我们带来更幸福的生活，并不仅仅是因为它暂时性地让我们更快乐，更重要的原因在于，它会带来自我实现的预言——相信明天会更好的人明天可能真的会过得更好。我们还通过心理学研究本身作为一个隐喻看到了这种自我实现的预言是如何起作用的。

接着，我们考察了一种说法，即乐观的人是因为他们愚蠢，看不到世界的真相。这种说法并没有得到一致的证据支持：有的时候乐观的人确实是存在积极偏差，但另外一些时候，那些消极、悲观的人实际上也是受到了自己错误认知的摆布。所以，我们的理性无法告诉我们乐观抑或是悲观哪一个更正确——乐观或是悲观很大程度上是我们的一种态度，一种主动的选择。我们可以相信在世界美妙的表象之下潜伏着巨大的危机和阴谋；也可以相信尽管生活中充满了不确定性，尽管不断有新的挑战和挫折挡住去路，但是我们永远都能够主动地选择自己的态度——我们对生活的乐观期待是一种不受限制的自由。

VIII　幸福感与有意义的生活

> 就我们所能领悟的,人类存在的唯一目的,是在单纯的存在之黑暗之中燃起一点意义之烛光。
>
> ——荣格

　　意义这个词对不同人有着不同的含义。有些人压根儿就没想过这个问题,不管有没有意义都能很好地生活;有些人认为生活充满了意义,并且充满激情地为了他们的意义不懈奋斗;不过比较糟糕的一种情况是,也有很多人感到生命缺乏意义,因此生活在浑浑噩噩之中。生命的意义是一个太高深的哲学命题,因此作为心理学书籍的一部分,本章不准备也没有能力告诉读者什么样的生活才是有意义的;但是我们将介绍一些研究和案例,来说明生活意义对于幸福感的重要性——或许通过这些案例,读者也可以了解如何才能找到意义。

　　读完上一章,或许有的读者已经注意到,尽管本书是介绍积极心理学的书,但是我们也讲了一些消极的东西,比如说那个学生因为把自己的失败归因为"意志力不强",从而学习懈怠,心情低落的故事。不幸的是,在本章中读者可能会接触到更多的消极事例。笔者认为,积极心理学只不过是从积极的视角来看待人类的心理健康问题,它并不是要取代消极心理学;相反,它和消极心理学是一种相反相成的关系,犹如一枚硬币的两面。正如英国史学家托马斯·富勒(Thomas Fuller)所说的那样,"不幸的事情告诉我们什么是幸运"(Misfortunes tell us what fortune is)。消极的问题,诸如痛苦和死亡,对于我们了解什么是幸福也会有所帮助。例如对于存在主义心理学来说,对于死亡的知觉是个体创造力的源泉。海德格尔(Martin Heidegger)在《存在与时间》中就指出,"时间"是觉悟到人的生命有限性的时间,觉悟到人的价值的时间;人的"本真"的存在方式应该是一种在整合了现在、过去和未来的时间知觉中生活。雅洛姆(Irvin Yalom)也说过,死亡毁灭了我们的肉体,而死亡的观念拯救了我们的精神。因此,对于积极心理学,作者并不赞同机械地强调"积极",而应当是以一种积极的态度来看待包括消极性在内的一切人类生活的主题。在心理学中,有一些主题会贯穿我们的生命,而这些主题有时候可能在消极的情境中能够让我们看得更清楚。我们在本章中所要讨论的"生命的意义"便是这样的一个主题,它不仅仅能让我们在逆境中存活下来,更能让我们在正常的生活中过得更加充实和幸福。

8.1 极端情境下的生命意义

8.1.1 生命意义的现象学探索

在生命意义的问题上,恐怕没有哪位心理学家比弗兰克尔(Viktor Frankl)更为知名了。弗兰克尔是一位奥地利精神病医生。他曾在维也纳大学研究神经学和精神病学,尤其是对抑郁和自杀的题目感兴趣。在 1933~1937 年间他在维也纳的总医院曾经治疗了 30 000 名有自杀倾向的女人。尽管他术业有专精,但他也很可能只是成为人类历史上众多优秀医生中的一员——如果他没有经历第二次世界大战的话。在第二次世界大战中,由于他的犹太人身份,被关进了纳粹的集中营。随着战争的进行,越来越多的犹太人被抓进集中营,而这些人在进入集中营的开始一段时间会非常不适应,充满绝望。后来他的医生职业被发现,于是他被派遣到医院里去给那些想要自杀的人做治疗。到了战争的后期,他又被转移到奥斯维辛等集中营,也不再从事治疗工作,不过他私底下仍然帮助营中的人们重拾生还的希望。战争终于结束,他的妻子、父母都死于集中营的迫害,他却成功地活了下来。正是他这一传奇般的经历赋予了他的理论以一种震撼人心的力量。下面我们通过他参加过的一个访谈来了解他对于生命意义的感悟,以及这样的感悟如何影响到幸福感。

主持人:生命在任何情况下都是充满意义的,这是您的基本哲学。但是当我们完全无助、陷入完全的绝望时,我们怎么能够找到生命的意义呢?

弗兰克尔:让我给你讲一个我对于绝望的定义,这个定义或许在你看来比较陌生,因为我用一种数学公式的方式来阐述它:$D = S - M$。什么意思呢? 绝望(Despair,D)就是没有意义(Meaning,M)的受难(Suffering,S)。只要是一个人不能从他所受的苦中间看到任何的意义,他一定会变得绝望,很多情况下导致自杀。但是一旦他从受难中看到意义,他就能把受难转化为一种成就,把所面临的困境转化成为一种人类生命的成就。他们可以把身处其中的悲剧转化为个人的一种胜利。但是他们一定要知道为了什么,他们这一切都是为了什么而做……

主持人：弗兰克尔博士，您能不能给我们举个例子，我们如何在极端绝望的情境下找到生命的意义？

弗兰克尔：我有一次收到一封信，来自一名年轻的美国得克萨斯学生。他告诉我在他17岁时发生的一个故事。那时候他热衷于潜水运动，但是有一次遭遇了事故，这次事故导致他从脖子以下高位截瘫。他写信给我说，我折断了脖子，但是这次事故并没有击垮我，我是一个完全无助的人，这个残疾毫无疑问将伴随我的一生。但我不会放弃学习，因为我希望自己的无助能够帮上别人。我希望能够成为一名心理学家去帮助别人，而且我确信我的受难会在我理解他人、帮助他人的能力上起到至关重要的作用。三年之后，这个人受我的邀请在西德的一所大学举办的世界第三届意义疗法大会上做演讲。他坐着轮椅，从美国得克萨斯飞到西德。演讲的题目就叫做"人类精神的挑战性力量"……

我有幸在一个总医院中做了25年左右的精神科主任。相信我，当时我有充足的机会看到年轻人如何掌控他们自己的命运。比如说，有个年轻姑娘，一周前还在DISCO跳舞，因为脑肿瘤或者脊髓瘤的缘故就瘫痪了；一个小伙子，上个周末还在奥地利的阿尔卑斯山滑雪，这周就因为骑着雅马哈摩托车（出了事故），一条腿都动不了。我看到人们因为高压电的事故四肢全部被切除。我知道就是这样的一个人，告诉他之前在医院的护士，他写了一封信说在这次可怕的事故之前我很无聊，总是无聊，总是喝醉酒。这次事故之后，我知道什么是幸福。想象一下吧，四肢全都没有了，但知道了什么是幸福。……

主持人：但是弗兰克尔博士，您曾经在奥斯维辛集中营待过，那些在集中营中的人，他们知道自己将会死去，如何能够从完全无助的情境中看到生命的意义呢？

弗兰克尔：……那些在生活中朝向未来的人，朝向在未来重获自由的人，最重要地，朝向他们在未来能够去实现一个生命的意义，完成一项任务的人，期待着能够与他们所爱的人在未来重逢的人（最有可能从集中营生还下来）。让我来讲述集中营中发生在我身边的一件事。有那么几天我遇到了两个人，两个同志——其中一个我认识——他们都想要自杀。后来发生了什么？我问他们为什么他们想要自杀，想要夺去自己的生命。尽管他们彼此并不认识，但是他们都告诉我，医生，我对生活已经没有更多的期待了。你知道我当时即兴地想出什么问题来问他们吗？听着，有没有可能，生活还在从你这里期待些什么？结果他们之中的一位发现，自己的女儿还在期待着他。他爱自己的女儿超过一切，女儿已经事先成功地移民到美国了。另一位坦率地向我承认,他写了或者编辑了一系列书,他还想要完成这套书。那一刻,好像忽然整个情境都反转过来了。突然地,整个情景转了180度:突然地,他们看到自己必须要为世界做出什么,而不是仅仅地等待死亡或者生存的判决。这些人有最高的概率生存下去,当然是在同等的条件之下。我想说的是,在集中营中上百万人面临着死亡的命运,尤其是在奥斯维辛这样的地方,但是也会有很多人的生命受到一个意义的引导。

上面的访谈中谈到了他所开创的意义疗法的最重要的命题之一:生命在任何情况下都是充满意义的。如果没有他在集中营中极度恶劣条件的经历,或许他提出这样几个宣言也不那么具有说服力。集中营、残疾、自杀,这些问题看似离我们的生活很遥远,实际上却牵扯到无所不在的生命本质的问题,紧密联系着我们每个人的生活。存在主义哲学家加缪在《西西弗斯的神话》中说:"真正严肃的哲学问题只有一个:自杀。""地球或太阳哪一个围绕着哪一个转,从根本上讲是无关紧要的。总而言之,这是个微不足道的问题。但是,我却看到:许多人认为他们的生命不值得再继续下去,因而就结束了生命;我还看到另外一些人,他们荒唐地为着那些所谓赋予他们生活意义的理想和幻想而死(被人称之为生活的理由同时也就是死的充分理由)。因而我认为生命意义的问题是诸多问题中最急需回答的问题。"无疑,生命的意义对于我们生活的品质有着根本性的影响,而这种影响往往最显见于灾难、自杀等极端环境中。

8.1.2 生命意义的实证研究

20世纪后半叶,随着意义疗法的影响日益增强,心理学界开始通过实证的方法研究弗兰克尔所提出的这一概念。1964年,克伦博(Crumbaugh)等人根据弗兰克尔的生命意义概念发展出了生活目的测验(Purpose in Life Test, PIL),这一测验是生命意义的领域中最著名、最为广泛使用的量表,它可以用来测量个体发现生命意义和目的的程度。测验包括20个题目,7点计分,量表分数从最低20分到最高140分。每个题目都使用两级形容词进行评价,例如下面这道题:

我常觉得:非常无聊(1)…中性(4)…充满活力(7)

有了这一量表作为测验工具,人们就可以定量地考察生命意义对于个体身心健康、幸福感等方面的影响。首先,研究确认了弗兰克尔的理论,即很多心理问题都源自生活中的空虚感和价值观的矛盾,缺乏生命意义是产生心理问题和选择自杀的主要原因。生命意义较低的个体面对压力时倾向于选择放弃努力,有更多的抑郁、焦虑和物质滥用,对心理治疗的需求更大,而且会产生无助感,甚至有更多的自杀意念。20 世纪 70 年代福斯梅耶（Annemarie von Forstmeyer）曾经做过研究，发现她所研究的 90％的酗酒者都受到深深的无意义感的折磨。斯坦利·克里普纳（Stanley Krippner）则发现，他所研究的毒品瘾君子中 100％都相信"事物是无意义的。"研究者们除了得出了缺乏生命意义可能导致自杀、物质滥用的结论，还发现生命意义的存在可以帮助个体应对应激条件，帮助他们调节心理健康，在个人遭遇危机和重大挫折时发挥独一无二的、无可替代的作用。对于遭受到心理创伤的个体，生命的意义的重要作用在于能够帮助个体从中恢复。斯蒂格（Steger）等研究者调查了美国 9·11 恐怖袭击和西班牙马德里火车爆炸之后两国群众的心理状态，发现在控制了人口学变量和创伤暴露程度——即受到心理创伤的严重程度之后，生命意义对创伤后应激障碍（post traumatic stress disorder，PTSD）有着显著的负向预测作用，对人们生活的积极改变有正向预测作用。这说明在受到恐怖袭击这种集体性创伤之后，无论是美国还是西班牙，生命的意义愈加清晰和充实的人，越少受到灾难的恐怖的侵袭，PTSD 症状越少，感知到的生活积极性改变越多。

以上的研究成果说明了，生命意义有助于我们远离颓废的酗酒、吸毒等行为，远离自杀；它还可以帮助我们应对灾难，从灾难之中恢复身心健康。积极心理学逐渐兴起之后关于生命意义对于人们积极心理素质的研究也逐渐增多了。例如，齐卡（Zika）等人在一项研究中考察了人格变量与主观幸福感的关系。在该研究所涉及的三个人格变量，即内外控、果断和生命意义中，他们发现生命意义对于主观幸福感的正向预测作用是最强的。在他们的另一项研究中，使用了包括 PIL 在内的多个量表对生命意义进行测量。他们选取了两个不同的样本，即有孩子的家庭主妇和 60 岁以上的老年人，发现在这两个样本中，三个量表所测量的生命意义与心理痛苦、消极情绪均存在着较强的负相关，与心理幸福、积极情绪都存在着较强的正相关。斯蒂格等人的研究也发现了类似的结果，他们发现对生命意义的认知与积极情绪（喜悦等）以及生活满意度有较高的正相关，而与伤心、抑郁等消极情绪和心境呈较高的负相关。利克（Reker）发现，在控制了人口统计学变量和社会资源变量之后，生命意义能够显著预测个体 14 个月后的幸福感和身体健康。在以癌症幸存者和中国留学生为被试的研究中都发现，生命意义对积极情感有很强的预测作用。还有研究发现，生命意义高的个体能够投入地工作，并享受其中的快乐。

8.2　日常生活中的意义

8.2.1　生命意义在日常生活中同样重要

尽管弗兰克尔提出生命意义的重要性是在极端恶劣的环境下,但是这并不代表在我们普通人的生活中生命的意义就不重要。我们平常人的生命缺乏像死亡、残疾、自由被剥夺等严峻的考验,但是同时也削弱了追寻一个生命意义的急迫的程度。作者认为,弗兰克尔的经历之所以引起我们的思考,就是因为在极端的条件下,那些平时通过麻痹我们来给予我们快乐的因素都被剥离掉了,我们不得不面对生命意义的赤裸裸的拷问。

笔者曾经有过在精神病院接触心理障碍患者的经历。其中有一次接触的是一个年轻人,被诊断为环性心境障碍,即患者心境持续不稳定,但是严重程度并未达到躁狂或者抑郁的水平。我们第一次见他的时候他几乎是跑着跳着进入房间的,高兴地向我们打招呼:"嗨,大家好!";第二次再见到他,就像霜打了一样,蔫在座位上,说"这次我们可以聊一些黑暗的问题"。通过和患者的深入交谈,我终于知道了他的情绪戏剧性波动的原因:他来到医院最主要的问题是自己的"失败感",而他的生活就是在与这种失败感相斗争的"努力-失败"的循环中挣扎着。面对失败,他体验不到生活的意义感和自己的价值感,于是就要求自己振作起来,在床头贴上"努力""奋斗"等大字;在中午休息的时候,一边活动一边朝天大喊"努力就会有回报的!"但是可以想见这种情绪努力持续不了多长时间,他就又被失败感击垮,进入到抑郁的状态。其实坦白地说,我们或多或少都体验过这种失败带来的无意义感,我甚至觉得身边面临和这位患者同样境遇的人并不在少数。但是这位患者来自农村,家庭社会经济地位相对较低,这可能强化了他的受挫感、失败感。现在有很多富二代,他们可能面临同样的问题,即找不到自己人生的意义,但是经济上的充裕让他们体验到了优越感,一定程度上缓解了内心的焦虑。正像第三章中对于金钱和幸福感的总体相关数据所表现的,金钱的这种缓解焦虑的作用降低了他们患上心理疾病的概率;但是从本质上来说,再多的金钱也买不来对于生命意义的解答。

在文艺作品中,我们经常可以看到那些原本处于强势地位的反派,由于缺乏意义感,在最后的高潮、结局中被正义的主角打败或者拯救的情节。例如在维克多·雨果的名著《悲惨世界》中,铁石心肠迫害穷人的治安官沙威在接近结局时受到主角冉阿让的感染,在下水道中放走了冉阿让,但他的内心经受不住良心的煎熬,对于自己做尽坏事的一生的自我怀疑最终让他选择了投河自尽。又如在 2007 年奥斯卡最佳外语片《窃听风暴》中,东德的特务头子尽管生活富裕、地位受到尊重,但是他所监视的一名先进艺术家的生活让他感觉到自己生命的空虚,于是最终他看清了自己生活的道路,选择庇护这名艺术家。尽管这让他失去了工作,却让他获得了生活的宁静的满足感。4 年之后东欧剧变,这位艺术家写了一本书来报答他。这些情节都说明了,生命的意义有时候具有决定我们生死的重要作用,但是它并不在于我们掌握多少财富,或者社会地位多么的高。一个一无所有的乞丐也能够有充实的生命意义。2011 年 12 月 5 日发生了这样一则新闻:浙江舟山,一名中年男子站在 14 层的大厦楼顶,已经在护栏之外,情形很是危急。这时候一名下肢残疾的男性乞丐请求上楼顶去劝导轻生男子,但警方以担心轻生男子情绪不稳定做出过激行为拒绝。于是这名乞丐就在地面上对着楼顶声嘶力竭地大声劝解。当天傍晚,轻生男子在家人的劝解之下终于放弃轻生念头。不论该名男子是否受到了乞丐的影响,这名乞丐竭尽全力劝人生存,这本身就构成了一个极富震撼力的场景。

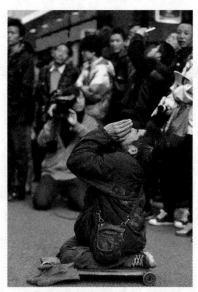

图片来自网络

8.2.2　意义需要我们自己去寻找和创造

弗兰克尔在集中营的经历告诉我们,生命的意义不是外部的条件所能够剥夺的,而下面这个例子则告诉我们,生命的意义同样不是外部条件所能给予的。罗伯特·诺齐克(Robert Nozick)是一位美国哲学家,他在其《无政府、国家和乌托邦》中提出了一个著名的思想实验:想象一下,世界上最一流的神经心理学家研究出了怎样刺激人类的大脑以产生愉悦的体验。他们用这种技术造出了一部机器,这部机器可以满足我们想要的所有快乐感受,而且人们无法分辨出这些体验与在真实生活中没有这部机器时感受的区别。诺齐克的问题是,如果人们有选择的权利,他们会选择使用机器而不生活在现实生活中吗?这个思想实验很具有启发性,因为尽管这个情境提供了我们能体验到的任何感受,但是我们大多数人都不会有接上这个机器的愿望。这个思想实验用来批驳享乐主义、功利主义的哲学论题,即"快乐就是善"(pleasure is the good)。因为如果享乐主义是对的,那么不能带来快乐体验的事情就不会提高我们的幸福感,我们也不会去做;相反,在这一实验中我们大多数都会选择放弃快乐体验,宁愿生活于相对比较残酷的现实之中。它说明了在现实生活中有一些另外的东西,其价值超越了快乐的体验,所以我们才会去选择它。这种神秘的力量其实就是生活的意义。正像荣格所说的那样,"有意义的事情即使价值再小,也比无意义的事情更有价值。"

这个思想实验和集中营一样,也是一个极端情境。在集中营中人们一无所有,而在这个情景中人们有了他们想要的任何东西,但结果都是一样的——人们的生命意义并不被外部环境所左右。生命的意义这种心理状态为我们提供持续的幸福感,而且它不能被剥夺,也不能被给予,只能够靠我们自己去创造和寻找。现实生活中很多家长望子成龙、望女成凤,给孩子丰裕的物质条件,这些都不能保证他们过上有意义的幸福生活。下面这个有趣的小故事能够帮助我们理解家长的这种包办的心态为什么是无济于事的。塞里格曼曾经讲过这样一个故事:他的老师朱利安·杰恩斯(Julian Jaynes)在实验室里养了一只稀有的亚马逊蜥蜴作为宠物。头几个星期,蜥蜴不肯吃东西,不论老教授如何费心,它就是一点不吃。老教授喂了生菜、坚果、超市买回来的肉馅,甚至捕苍蝇、捉昆虫,还把水果打成汁……都没有用,蜥蜴一天天消瘦下去,眼看就要饿死在他面前了。有一天,朱利安·杰恩斯教授带了一个火腿三明治做午餐,他分了一些给蜥蜴,一如既往地,它没有兴趣。接着朱利安·杰恩斯教授拿起报纸来看,当他看完头版时,顺手就把报纸丢在了火腿三明治上面。蜥蜴看到这一情景,立刻在地板上匍匐前进,跳上报纸,把它扯碎,一口把火腿三明治吞下。捕食是蜥蜴生命的一部分,我们只看到了它吞下食物的那一刻,以为结果就是全部,却忽略了过程才是它生命意义的所在。人类从自然界中独立出来不过几万年的时间,我们的身心无时无刻不受到漫长的进化史的影响。

　　另一个实验也说明了，是我们人类创造和赋予的意义才让整个世界充满价值。加拿大英属哥伦比亚大学(University of British Columbia)商学院的教授范博文(Leaf Van Boven)曾经做过一个实验：他给学生一个上面印有学校校徽的啤酒杯，这个杯子在学校书店里一个卖 5 元，学生可以留下来自己用，也可以在学校拍卖时卖掉。他们也可以参加大拍卖，竞标一些价值差不多的东西，比如买印有学校校徽的圆珠笔或校旗作为礼物送给其他同学。结果范博文发现学生不肯卖自己的杯子，除非别人出价 7 元，但是别人一模一样的杯子，他却认为顶多值 4 元。在这个实验中，仅仅是拥有一件东西的感觉就可以增加物品的价值，同时也增加了人们对这个物品的承诺。这一结果是颠覆经典经济学原理的——在建立在功利主义基础之上的经典经济学中，看上去一样的东西的价值完全由供求关系确定，而这个实验则提醒了我们，价值同样是由我们赋予这个世界上的物品的意义决定的。

8.2.3　存在的虚空

　　不幸的是，有资料显示意义这种只能依靠个人努力的高贵品质在我们的社会中逐渐成为稀有现象。著名的心理学家，"情商"(EQ)概念的提出者丹尼尔·戈尔曼(Daniel Goleman)在其《情绪智力》(*Emotional Intelligence*)一书中指出，在 20 世纪中，每一代人的心理压力指数都高过他们父母那一辈——不只是沮丧，还有其他症状，比如无精打采、颓废、自怨自艾以及强烈的绝望感。丹尼尔·戈尔曼在这里提到的正是当今社会越来越普遍的情感破产症候。所谓强烈的绝望感(虚无主义)来自人们对自身的绝望，觉得自己根本无法克服这种情绪状态。然而尼采有一句话说得精辟："那些知道为什么而活的人，可以解决几乎所有该如何活的问题。"这句话告诉我们，所谓的情绪破产绝非完全由外部生活环境的压力导致，更是由意义感的缺失所决定。在《追寻生命的意义》(*Man's Search for meaning*)一书中，维克多·弗兰克尔称，20 世纪里一个常见的现象，就是"存在的虚空"，并且指出他 25％的欧洲学生以及 60％的美国学生感到他们就活在这种"存在的虚空"之中，一种从内心深处产生的空虚感、无意义感。今天这一情况比弗兰克尔 1950 年代写书时更为严重，最近的一项研究证实了这一点。在 1968 年对美国刚入大学的新生所做的调查中，41％想赚大钱，83％想要追求有意义的生活(这两项加起来并不等于 100％，因为会有重叠，有些人同时想要赚大钱和过有意义的生活)；这个情况在 1997 年时倒过来了，75％选择赚大钱，而只有 41％的人想追求有意义的生活。越来越多的人把追求物质放在首位,忽略了一个有意义的生活的价值,结果越来越多的人感到不幸福,社会所面临的整体的情感破产危机也就更加严重。

8.3　追寻生命的意义

在第二篇中我们介绍了与幸福感相关的三个外部因素——金钱、工作和社会关系,以及三个内部的心理因素——品味生活、乐观信念和生活意义。在开头我们已经阐明本书不会专门讲述如何获得幸福感的技术,但是在第二部分中可能会在相关问题上给读者以启发。在外部条件——金钱、工作和社会关系上面,除了告诉读者它们对于幸福感的影响我们并没有太多建议;在品味生活、乐观信念两章中,我们介绍的研究结论建议读者更多关注身边的事物,品味美好的回忆,参与到能让自己全身心投入的活动中去,以及对生活抱有乐观的期待等等。在本章中,尽管我们得出了关于生活意义的一系列结论,但是我们并不能够简单地告诉读者如何获得生活的意义。正像前文所说,意义不能通过外部的手段加以剥夺或者给予,每个人都要在自己的生活中做出独一无二的探索。不过话又说回来,尽管它不能够被强加或强夺,但是它的存在像大多数心理现象一样会受到外界因素的影响。就像是有一种现象叫做"季节性抑郁"一样,看起来并没有直接关联的外部环境可能会影响到我们的内在。因此,在本章的最后,我们通过一些观点和事例来帮助读者了解什么样的行为有利于我们培养一个有意义的生活。

弗兰克尔认为,发现生命的意义有三种具体的途径可供参考:第一是通过创造一种工作或者做一件实事,第二是通过体验某件事或遇见某个人,第三是通过我们对于不可避免的痛苦的态度。这三条途径可以简单地总结为:"工作"、"爱"和"受难"。下面我们分别看看弗兰克尔对这三点的解释。

8.3.1　工作

在弗兰克尔看来,生命的意义要从个体的外部去寻找。也就是说,一个自我中心的人很容易会陷入无意义的深渊。还记得第一节中弗兰克尔的访谈中所提到的一个例子吗? 在那个例子里,集中营的狱友找不到自己想要从生活中获得什么,弗兰克尔则问他是否有什么事情是生活想从你身上获得的? 是否有什么东西,是你应当给予这个世界,而不是简单地伸手索取的? 一旦我们的信念中始终牵挂着外面的世界,始终希望自己能够为这个世界奉献一些东西,我们就容易感觉自己是有价值的,在这件事情上自己是有责任的——我不去干,谁去干? 我现在不抓紧时间去干,更待何时? 工作提供了个体与外部环境进行接触的一个机会。在工作中,个体体验到一个自我实现的机会,一种付出和创造的激情。生命的意义感就容易培养出来。在这一点上,我们实际上是从一种不同的角度讨论了第四章的内容。在第四章中,我们得出结论说人类需要有意义的忙碌,但在那一章的语境下更多地强调了忙碌,而在这一章中我们看到忙碌所提供的意义感是同等重要的因素。我们提到了一个概念是"失业神经症",而弗兰克尔所提供的一个失业神经症的病例能够很好地说明工作给人带来的生活意义是多么重要:一个病人因试图自杀而被送进了精神病院,一个原先认识他的医生来负责诊治他。几年前,该医生与病人在同一个心理诊所工作,并在经济上帮助过病人。该医生惊讶地说:"你为什么不来求我帮忙?"病人回答:"我用不着任何人的帮助。"失业的人整天闲着没事干,有工夫就开始胡思乱想,手头的空虚逐渐转化为内在心灵上的空虚,逐渐地被他感知为意识的空虚。由于没有事情可做,他潜意识中就会受到暗示:自己是一个无用的人,自己的生命毫无意义。

8.3.2 爱

针对第二种方式——爱,弗兰克尔批判了弗洛伊德的观点。根据弗洛伊德经典的精神分析,爱不过是性冲动的合理化而已:我们人类的一切与爱情有关的行为,比如化妆、时装、情歌、爱情电影……这些都可以看做性行为的前戏而已。弗兰克尔指出,爱绝不仅仅是所谓升华意义上的性驱力和本能的附带现象;相反,爱是一种与性一样的初级现象。很多情况下,性是一种表达爱的方法。在爱这个主题上,人本主义心理学的先驱弗洛姆(Erich Fromm)比弗兰克尔走得更远。在他最知名的著作之一《爱的艺术》中,弗洛姆指出,人类最深层次的需要是克服疏离感——可以理解为类似于弗兰克尔所说的生命的意义,尽管并不完全一样。他提出了几种克服疏离感的方式:狂欢状态、群居、创造性活动,而这些方式都被他看做不完满的。甚至我们上面所说的创造性地工作,在他看来也并不能够解决疏离感的问题,因为那并没有达到人与人之间的和谐。在弗洛姆看来,对于人类存在问题的真正全面地回答是要在于人际和谐,在于彼此之间的融合,在于爱。弗洛姆还提出了爱的一些普遍的积极特征:关心、负责、尊重和了解。

和上面工作的那一段类似,我们在这里也是用另一种角度来讨论第五章——婚姻中的内容。在第五章中我们提到,婚姻的幸福感受到依恋风格的影响,那些回避型或者焦虑型的个体不能够形成很好的浪漫关系,而只有那些安全型的个体才能够在以一种恰当的方式关心、照顾对方。弗洛姆同样特别强调爱情中健康的相互关系:"成熟的爱情是在保留自身完整性和个性的条件下的结合","爱可以使人克服孤寂和疏离感,但同时又能使人保持个性,保持自身的完整性"。因此,我们可以说,爱之所以是人们找到生命意义的一种途径,是因为人们通过在亲密关系中的奉献和收获来体会到自身的价值,因此是在原本自我的基础上做一个加法;相反,在那些不正常的爱中,人们往往放弃自我或是剥夺他人的自我——弗洛姆称之为"共生性结合",这种爱无助于我们找到生命的意义。这种畸形的爱在文艺作品中也得到了比较充分的表现。例如在影片《被嫌弃的松子的一生》中,女主角松子就是比较典型的焦虑型依恋风格。从小时候起,因为有一个卧病在床的妹妹受到父亲的特别怜爱,她一直没有得到自己想要的充分的父爱。在长大之后,这种爱的缺乏经常表现为她渴望得到爱,以至于她愿意付出自己的全部,愿意为对方做任何事情。但是这种过度的付出只能够让她一次次地受到坏男人们的伤害。最终的结局十分悲惨,她不仅没有得到幸福的婚姻生活,而且开始封闭自我、暴饮暴食,直至精神失常。如果用弗洛姆的话来说,松子追求爱的方式就是"受虐狂"式的,是一种为了摆脱孤寂感而让自己变成对方的一部分,完全屈从于对方,这样的爱不能够让她获得意义,无法给予她幸福。

除了病态的依恋关系并不能让我们通过爱来获得意义之外,弗洛姆还批判了被社会所异化出来的一种虚假的爱,在这种爱的空壳之下并没有什么实质内容。他说:"在许多谈及幸福婚姻的文章中,一对能够无摩擦地互相配合的团队被奉为理想形式。这一宣传同社会要求雇员应协调发挥职能的标准并无不同。这个雇员必须'合理地独立',能够合作,宽容大度,同时又要具有进取心,敢作敢为。因此,婚姻顾问告诉我们说,丈夫应该理解他的'妻子',并乐于帮助妻子。他应该善意地赞赏他妻子的新装束,也要称赞她做的饭菜。反过来,每当丈夫疲劳不堪、怨气十足地回到家的时候,妻子则应该细心地倾听丈夫抱怨工作上的麻烦事;要是丈夫忘记了她的生日,妻子不应生气,而应该通情达理,理解丈夫。两个终其一生都是陌生人之间的关系像涂了油一样润滑,但他们之间绝不会达到'心与心的关系'。他们总是彬彬有礼,互相迎合,皆大欢喜。"这种被社会所赋予的爱的"团队"仅仅是一种"两人联合对外的同盟,这种二人自我主义被误认为是爱和亲密。"

8.3.3 受难

第三种获得意义的方式,即从不可避免的受难中获得意义,或许会受到一些人的争议。毕竟,谁会希望受难呢?弗兰克尔并不是说受难是一件好事:"受难并非发现意义的必要条件。我只是认为,即使在受难的情况下,意义也是可以存在的——如果受难是不可避免的话。然而,如果它是可以避免的,如果它是心理的、生物的或政治的原因,做消除这些因素的事将是有意义的。寻求不必要的苦难的人是受虐狂而非英雄。"弗兰克尔举了一个比较典型的从受难中发现意义能够让我们减少痛苦、改善生活幸福程度的例子:

> 曾经有一位年老的全科医生因严重抑郁而向我咨询。他一直因两年前失去他所钟爱的妻子而痛苦。现在,我能够怎样帮助他呢? 我应该告诉他什么呢? 我没有告诉他什么,而是向他提出了问题:"大夫,如果你先死了,而你的妻子还活着,将会发生什么呢?""噢",他回答道:"对她来说,这将是一个非常糟糕的事情;她将遭受多大的痛苦啊!"对此,我做出回答,"大夫,您看,她免受了这场痛苦。正是您使她免受了这场痛苦——当然,付出的代价是您现在必须活下去并怀念她。"他一言不发,握了握我的手,平静地离开了我的办公室。从某种意义上讲,当发现一种受难的意义,如牺牲的意义时,受难就不再是受难了。

这一个案所说明的道理已经得到了心理学研究的证实。有一项研究跟踪调查了一些丧失爱人的人的状态,从丧失爱人之前到丧失一年之后。那些能够从亲人的离去中找到意义——不管这个意义是什么——的人,一年之后表现出了更少的抑郁和更少的创伤后压力障碍的症状;而且从身体健康上看,他们的情况也好于其余的人。另外一项研究找到了一些丧失朋友或者伙伴的 HIV 血清检测呈阳性的男性患者,发现那些从他人的死亡中找到一些意义的人有着更加健康的免疫系统,而他们自己也平均能够多活二三年的时间。

以上弗兰克尔所举的受难的例子基本上都是比较严重的灾难,或许他认为这样比较有说服力:连死亡、残疾、丧失人身自由都可以让我们从中看到意义,我们大多数没有经历过这些极端情况的人就更能够做到;况且,通过和这些极端的情况相比较,或许能够让我们看到自己生活还不那么差,并产生一丝丝欣慰。其实,这种从灾难中看到意义的精神确实能够也应当被应用到更加平凡的日常生活中去。举个例子:现在中国社会贫富差距越来越大,财富分配的不均已经成为损害人民幸福感的一大因素。在这种环境中,很多人会有所抱怨:学习机会、职位晋升、异性交往等表面上的"公平竞争"的场合,其背后很大程度上是"拼爹"在起作用。在这种情况下,我们大部分人都难免会在以上场合遭遇挫折,并且将痛苦归因为社会的不公。面对这种不公,我们每个人作为个人来说几乎无能为力,因此这一情景就具备了弗兰克尔所说的"不可避免的受难"的特质。那么我们如何能从中看到意义呢? 一个这样的意义是,当我们起点落后于别人,最终却获得了和别人同样的成就时,我们的生命更加丰富,我们具有更加充裕的精神财富,并且我们可以运用这笔财富来帮助身边的人们。这样的意义并不难发现,作者可以举出很多例子。应当注意的是,通过这种途径发现的生命的意义是深刻的,并非是口是心非的一种自我慰藉、自我欺骗——当你找到自己所经受的痛苦的意义时,你的经历和行为就达到了一种整合,能够帮助你继续积极地坚持走下去,而不至于破罐破摔,把自己的未来交由过去的命运决定。正像泰戈尔的那句诗一样:"如果你因为错过太阳而哭泣,那么你也将错过星星。"从痛苦中发现意义,能够帮助我们走出阴霾,重新为生活粉刷色彩。

本章小结

在幸福的要素的最后一章,我们讨论了一个最深刻然而又最捉摸不定的主题——生命的意义。生命的意义之重要,甚至能够决定我们的生死,尤其是在弗兰克尔所描述的极端情境下;在现实生活中,那些认为生活充满意义的人则更珍惜自己的生命,能够更好地应对逆境,生活得更有活力、更幸福。

然而,就是这样一个对幸福感有着关键作用的变量,却不能够被外力所剥夺或给予。物质的富裕没有为人们带来意义感;相反,我们社会的存在虚空却越来越严重。为了寻找到生命的意义,我们只能够在自己的生活中不断探索、不断感悟。弗兰克尔的意义疗法对于如何找到生命的意义给我们提供了启发。

至此,本书的主要内容已经大致结束了。我们知道了幸福感是什么、心理学家如何研究它,以及幸福感与相关因素之间的一系列研究结论。我们甚至还渗透在各个章节中暗示了幸福感的获得方法:因为本书尽管没有直接告诉读者怎样获得幸福感,但是告诉了读者很多和幸福感高度相关的因素,包括金钱、工作、婚姻、体验、乐观和意义等等——而在这些研究结论的背后是一些潜在的假设:这些变量是可变的、某种程度上可控的,因此我们可以通过这些途径来改善我们的幸福感。在本章中我们也会看到一些相反的结论,对以上整本书的潜在逻辑进行反思。首先,幸福的遗传、生理方面的研究告诉我们,我们是否幸福其可塑性并非那么高,而很大程度上是写在我们的基因当中的。当然我们并不是要宣扬基因决定论,因为正像第七章中所述的那样,相信基因决定论,相信自己不能变得更加幸福,这有可能会成为自我实现的预言。事实上我们的幸福感也确实是可以加以改善的。接着,我们将看到,尽管本书都想要告诉读者如何获得更多的幸福感,但是追求幸福并不意味着将幸福死死地攥在手中,而是应当选择过上一种精神自足的生活。

IX 反思

> 我认为只有这样一种人是幸福的:他们将心灵聚焦于某物,而非他们自身的幸福;他们可能会关心他人的幸福,关心人类的进步,甚至是艺术或者别的什么追求,这种追求不是作为一种手段,而是其本身就成为一种理想的目标。因此,追求别的什么东西,他们就会顺便找到幸福。
>
> ——约翰·密尔

9.1 幸福感的双生子研究

从塔玛拉·拉比(Tamara Rabi)在美国长岛大学登记入学的那一刻开始,她的生活发生了彻底的改变。学校里的同学们有时候会说在某某地方看到她,但实际上她当时根本不在那里。结果同学们发现,学校里有一个和她长得非常相似的人,并将这件事告诉了她。于是这两个人在互联网上进行了第一次的接触,她们发现彼此都是被收养的孩子,身高都是 5 英尺 3 英寸;最后她们相互发送了各自的照片,相同的相貌让她们确定彼此就是出生后被分开领养的双胞胎姐妹。巧合的是她们进入了同一所大学,都喜欢音乐和舞蹈。

在心理学中,一个争议已久,并且似乎一直会持续下去的问题就是先天对后天(Nature vs. Nurture)的问题。在人的心理活动中,最基础的认知能力似乎更加取决于我们的先天因素,例如工作记忆和智力水平,受到遗传的影响比较大,而涉及人的主动选择、决策等方面的心理活动,似乎更多地受到文化等外在变量的影响。因此,人格心理学、社会心理学处于这两个极端之间,经常就先天还是后天的影响更大展开激烈的辩论。幸福感作为心理学中的新兴热点,自然也逃脱不了这两种取向的研究相互碰撞的过程。以上我们所讲的基本上都是采用的心理学和社会科学的范式,注重从人的主观经验的角度进行研究,因此其背后所暗含的假设都是可变、可控的幸福观。然而有的研究者从行为遗传学的角度研究幸福,强调了幸福感的先天性、不可变性。在这一类研究中,最著名的应当是双生子研究。

从遗传的角度来说,双生子携带的 DNA 完全相同,因此他们之间的任何差异应当归结为环境的作用。通过比较在不同环境中长大的双生子的心理特质,我们可以对环境和基因对于人的心理特质的影响程度做一个估算。比如说,如果一对生长在完全不同环境中的双生子的行为完全一致,那就说明环境对于人的心理、行为没有影响,也就是说人的心理特性完全取决于基因;相反,如果一对生长在不同环境中的双生子的行为几乎没有任何共性,那么我们就可以断定说基因对于人的行为没有影响,人的心理特性完全取决于环境。双生子的研究条件的优越性在于能够非常好地把环境和遗传的作用分离开来,让我们看清楚其各自的作用。

在用双生子的范式研究幸福感的领域中,最著名的应当属美国明尼苏达大学的戴维·吕肯(David Lykken)教授了。实际上,明尼苏达州的明尼阿波利斯就因双胞胎而闻名。明尼阿波利斯这个城市本身就是双子城中的一个,与其姐妹城圣保罗比邻。在这个城市的人行道上、咖啡馆里,也随处可见一对对相同款式的帽子或 T 恤。在几十年的时间里,明尼苏达大学的研究人员找到并研究了很多对双胞胎,其中有些双胞胎一出生就分开了,然后成长于不同的家庭。我们很容易从媒体上听说一些关于双胞胎的奇闻轶事,比如就像是本章开头所讲的那个故事一样,双胞胎有相同的爱好,穿着相似,甚至能感受到彼此的疼痛;在不同环境下的双胞胎后来会嫁给名字一样的人,还会佩戴一样的珠宝。戴维·吕肯等研究者则用更加严谨的科学手段证实了双胞胎的心理特性上有着更多惊人的相似之处。

例如,他们的研究结果表明,基因对情感的影响非常大,所以生长于不同环境中的同卵双胞胎和生活在一起的异卵双胞胎相比,前者的情感状态更加相似。如果同卵双胞胎当中的一个人很积极外向,那么研究人员发现,即使另一名双胞胎在本国的另一端,其情感状态积极的几率也相当高。除了以上这些研究成果,一些其他的研究也证明了基因对于幸福感有着非常重要的影响。例如一个丹麦研究小组曾经将双胞胎作为其研究对象,分析快乐随着时间的推移所产生的变化。他们想知道人的情绪会在多大程度上自然地偏离个人的平均快乐水平。根据研究结果,丹麦研究人员估算,大概有 1/4 的快乐变化与基因因素直接相关。另外,一些对人的性格的研究也探讨了基因和快乐之间的关系。经过证明,个人性格类型很大程度上是天生的,有些人生来就是社交高手,而有些人天生就很腼腆;有些人沉着冷静,有些人却容易头脑发热。在所有的性格中,大家研究的最多的是外向和敏感这两种性格特征。外向的人善于社交,喜欢寻求刺激;而敏感的人则更容易忧虑、内疚或悲伤。敏感的人在快乐测试中的得分通常都较低,也就是说,内向、神经质这些特征往往与负向的情感体验相关，这已经有大量的研究证实，几乎已经成为一个定律。这并不是说内向的人就不能幸福，只是说整体上讲他们体验到更少的积极情绪，而且积极情绪的强度也没有外向的人那样强烈——而这种性格特征很大程度上是由基因所决定的。

在吕肯等人的研究中，被调查的双胞胎们来自社会的各个阶层，其经济状况不同，教育水平不同——有的拥有博士学位，有的连小学都没有读完。他们分别生活在乡村、城镇甚至国外。调查的内容包括：他们的日常感觉，他们对经济、社会、宗教的看法等多项内容。结果表明：家庭收入、受教育程度、宗教信仰都不是决定幸福感的主要因素。同时他们还发现，很多对双胞胎在长时间内都感到幸福，而另外的很多对则在几个月或者几年中间，同时、同样地经受着种种心理问题的困扰。因此，明尼苏达的研究小组得出结论说，在快乐的影响因素中，有50％是先天的成分——也就是说，我们的情绪、选择、价值观和行为，一半取决于环境影响，另一半由基因决定。

不管是明尼苏达研究组得出的50％，还是丹麦研究者得出的1/4，应该说都是对基因在我们的心理、行为的决定作用上的一个估量，都说明了基因起着很重要的作用。其实，在这个问题上我们应当看到基因和环境的作用是交互的，因此要想得出一个影响力的准确的百分比非常有难度，同时也是没有必要的。比如，有一项生活满意度的研究发现，富人的快乐受到基因的影响比较大，但对穷人而言，其基因与快乐之间的联系会受到生活环境的影响。这可能是因为，对于穷人来说，生活环境中物质条件的需要更加迫切，因此环境的作用更强；相反，对于富人来说，买更多的奢侈品所带来的满意度已经很有限了，在这种情况下那些遗传了更加积极的性格品质的个体就会体验到更高的生活满意度。因此，基因的作用是在合适的环境下才表现出来的，如果没有合适的环境，它就处于一种休眠状态。另一方面，我们也有很多的例子可以看到，环境的作用也是依赖于基因的基础的。例如在健康心理学中经常强调"易感性"的概念：为什么有些人暴露于吸烟、酗酒的社会环境中，自己尽管也吸烟、喝酒，但是并不上瘾；另外一些人只要尝试一次就烟不离手、瓶不离口了呢？在这一情景中，基因中的易感性是染上恶习的生理基础。所以基因的因素和环境的因素是交织在一起的，你中有我、我中有你，我们没有必要知道确切的百分比，只需要得出结论说，基因和环境对于我们的幸福感同等重要。

9.2 幸福感的适应能力

9.2.1 享乐跑步机

露丝是住在芝加哥海德公园区的单亲妈妈，她的生活很需要希望，所以她每周花 5 美元买伊利诺伊州的乐透彩券。露丝需要定期的"希望"来提升自己的情绪，因为她的心情每天都很低落。假如露丝看得起心理医生的话，她的状态应该被判定为轻度抑郁。这种情况并非始于 3 年前露丝的先生遗弃她时，其实她的心情一直都处于低潮，至少从 25 年前，她还在念中学时就如此了。

有一天，奇迹出现了。露丝中了 2200 万美元的乐透奖，她高兴得简直要疯掉了，她立刻把工作辞了，跑到大百货公司去疯狂购物。接着露丝在高级住宅区买了一幢有 18 个房间的豪宅，还有最名贵的跑车，她甚至把双胞胎儿子都送进了私立学校就读。但是很奇怪，随着时间的流逝，她的情绪又变得低落。最后，到年底时，露丝的心理医生诊断她为慢性抑郁症，虽然她完全没有任何抑郁的原因。

塞里格曼在其《真实的幸福》中讲述了这个故事。我们在第三章中讨论过类似的案例，当时是为了说明金钱并不能够保证幸福感；而在这里我们从另一个角度看这个案例。露丝得奖之后经历了强烈的但是短暂的幸福感，因为一年之内这种狂喜就回归了她原先的水平。这个案例中她并没有像有些人一样中奖之后挥霍无度以至于破产，相反，应该说奖金给她带来了物质的改善，而这些物质的改善是应当能够改善她的心情的。结果却是她的心情回到了中奖之前的低落水平，尽管她现在有着更好的生活条件。

我们在生活中或多或少都经历过类似的感受。把奖金花掉用来购买自己一直中意的一款手机，刚开始的欣喜之情溢于言表，轻拿轻放，过了一个月可能就把手机的保护套摘掉了，再过一个月直接把手机往床上一丢——某个事件对于我们情绪的影响似乎总是局限在很短的一段时间里，之后我们的情绪就恢复到事件发生之前的一个稳定的基线水平。有一项研究追踪了 22 名获得乐透大奖的人，发现他们最终都降回到了原先的幸福感水平附近。在上一节中我们看到了环境对于人的幸福感的塑造能力是有限的，我们的幸福感很大程度上由基因所影响；在这一节所展示的事例中，我们似乎看到了基因为我们设定的这个幸福感的水平似乎具有"动态恢复"功能，外在的事件会引起情绪的波动，但是最终还是会回到这个设定点。因此，这是我们的基因，或者生理因素对于幸福感的另一个至关重要的作用,在这个作用之下,任何我们想要改变自己幸福感的努力,其成果都是在一个限度之内的。

早在 20 世纪 70 年代,研究人员就发现了这种对于快乐感的适应能力。在一篇经典论文中,研究人员菲利普·布里克曼(Phillip Brickman)和他的同事指出,大多数人都会持续体验到中性快乐,其情绪只会偶尔出现高峰或低谷。也就是说,除了少数大事件会暂时引起人们情绪上的波动,大多数情况下,人们对快乐的体验往往较为平和。在艰难的时期,我们情绪低落;在喜庆的时刻,我们情绪高涨——但是很快地,我们又会适应这些新的状况,从而回到情绪的正常范围中。这一结论给我们的生活带来很多启发。在生活中,我们经常去追求一些外在的奖赏让自己感觉更好:我们在亲密关系中追求刺激,在工作中追求晋升和奖金,在业余时间追求强烈的兴奋感,但是如果根据上面的研究结论,我们的这些行为很像是在跑步机上奔跑。也就是说,刚刚得到这些奖赏的一段时间内,我们会感觉到自己很有成就,但是随着时间的推移,我们开始适应这些变化,就像是跑步机上的胶带一样,不管我们跑得多快,它最终总会和我们的步伐一致,以至于最后我们基本上还是在原地未动。菲利普·布里克曼形象地将这种现象称为"享乐跑步机"(the hedonic treadmill)。而且,后来的研究表明,我们最终所恢复到的情绪水平并非绝对的中性情绪,而是我们每个人独特的设定点。正像上一节中我们所说的,这个设定点在很大程度上取决于我们先天的因素。

9.2.2 婚姻幸福感变化的证据

下面就是享乐跑步机的一个研究证据:或许你还记得我们在第四章中提到的卢卡斯的研究,他发现有些人的婚后生活比婚前更幸福,有些人的婚后生活没有婚前幸福,而且总体而言,他并没有发现结婚前后人们幸福感的显著变化。在德国有一项研究收集了婚姻中的幸福感,而且这项研究已经持续了很多年。下面这幅图就是选用这项研究的数据绘制出来的。

这幅图里包含了在研究期间结婚人士的生活满意度曲线图,还有一条离婚人士的生活满意度曲线图。从图中我们可以看到,已婚人士整体上对自己的生活很满意,尤其是在婚前的一两年中,他们的幸福感会有所提升;在他们结婚的那一年,幸福感达到了一个高峰。这种变化是可以想见的:在婚前他们可能享受着调情的乐趣、恋爱的激情,以及对美好的婚姻生活的期待;结婚的那一年,他们与家人相聚,朋友给予支持——想想那些婚礼后收到的礼物,还有蜜月旅行、新车、新房子……所有这些都让他们成为最幸福的人。然而好景不长,我们可以看到在结

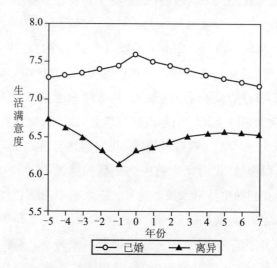

图片转引自《改变人生的快乐实验》,迪纳著,第 137 页

婚之后的 7 年中生活满意度持续下滑,最终又回到了婚前的水平。

不过这幅图同时也向我们展示了享乐跑步机好的一面:坏的事情也不会对我们造成太持久的影响。图中下方的那条曲线告诉我们,在离婚之前的几年生活满意度持续下滑,在离婚前一年生活满意度降到了谷底。我们可以想象夫妻之间的争执、吵架、冷战、挫败感和愤怒,这些都让婚姻关系越来越疏远。离婚给人带来的情感损耗,迁居的麻烦,为争夺孩子抚养权而争吵,以及分配财产这一切让离婚的那一段时间成为最痛苦的阶段。但是离婚之后,这些人的情绪就逐渐好转了,随着时间的推移,他们的情绪水平也逐渐地恢复到离婚之前的水平。

9.2.3 跑步机的限度

看到这里,你大概已经了解了我们的幸福感取决于一些固有的因素:这些因素很大一部分是被写在了我们的基因当中的,它们在我们的日常生活中发挥作用,让我们的幸福感围绕着一个设定点波动——外在的事件会让幸福感飙升或者急降,但是随着时间的推移,我们的幸福感会逐渐回到原来的水平。但是我们在本书的最后一篇中介绍幸福感的这一特性并非是想让你相信幸福感是被基因决定的,或许我们是想达到这样一种效果:当你学习并且相应地实践了本书前面所介绍的内容之后,发现自己仍然不快乐,或者幸福感提升的程度很有限,这时你能够在本章寻找慰藉。

研究方面也有很多发现证实了,尽管存在着基因的影响和幸福感的设定点,但是这个适应的过程并不是绝对的。我们都听说过媒体所宣传的一些神奇的故事,比如说身患严重残疾的人仍然奋发图强,对生活充满希望,通过努力获得了一技之长,受到了社会的肯定和尊重,从而开始了一种与众不同,但是仍然充实和满足的生活。但是我们也都知道,新闻媒体正是凭借着这些神奇的事例来吸引读者的眼球,而且我们的社会被激励宣传这些鼓舞人心的事例;从社会心理学的角度来说,那些鹤立鸡群的事件也更容易被我们回忆起来,从而让我们相信这些事件是具有代表性的——这被称为"易得性启发"(availability heuristics)。但事实上,这些例子更多的是很少见、很极端的,远非残疾人中的"代表性"情况——我们形成这种印象,很大程度上是因为媒体知道我们想听到什么,从而投其所好地选择这些事迹进行报道而已。

在一项著名的研究中,研究人员发现,事故受害人的情绪的确并没有大多数人想象的那样低落,他们日常生活中(例如享受吃早餐的时光)愉悦度的得分都在一个积极的分值范围内。而且,在另一项研究中,研究人员发现,在事故发生8周以后,事故受害人开始不会表现出特别消极的情绪。然而研究也发现,适应性并不像人们想象的那样简单,有些人比其他人的适应性强;在有些环境下,一些人比另一些人的适应力强;每个人的适应能力都是有限的,在有些情况下,我们并不能完全适应新环境。卢卡斯的研究也指出,像是脊椎受损的人迅速恢复的英勇事迹在现实生活中并不常见。卢卡斯在英国和德国人当中,抽样选取大量残疾人作为研究对象,并分析他们的快乐水平。研究发现,这些人在遭遇严重残疾事件时,情感上受到重挫,而且在此之后,他们的生活满意度通常比以前低。事实上,那些完全残废的人,其情感几乎无法恢复。这并不是说,那些残疾人注定一辈子痛苦下去——媒体所报道的身残志坚的事例尽管特殊,但是很多是真实的,很多残疾人能够从生活中找到新的意义,形成新的关系,并且让自己的情感逐渐好转。但是这一切的作用都很有限,尤其是对于残疾人来说,身体上的缺陷可能会伴随一辈子,我们很多方面都无法摆脱它的影响。所以设想幸福感会回到原先的水平是不现实的。

上面那个展示婚姻前后幸福感变化的图表来自于德国的一项大型研究,而这项研究中并非所有数据都符合上面那幅图所显示的,即结婚后或离婚后的幸福感恢复到之前的水平;约有1/4的人在事件发生的前后5年内,其快乐程度发生了显著的改变。也就是说,他们的情感设定点发生了变化。经过一些细致的分析,研究人员发现,一些重大的事件会改变我们的快乐基线水平。有些人在研究过程中经历了结婚与离婚,还有一些人在此期间失去了工作或配偶。这些人的快乐感变化情况如下图所示。

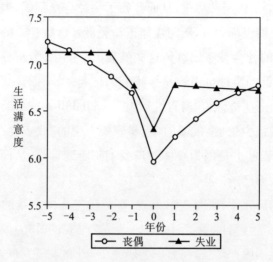

图片转引自《改变人生的快乐实验》,迪纳著,第 140 页

我们可以看到即将失去工作的人生活满意度开始陡降:他们或许已经开始感觉到工作越来越困难,感觉到公司裁员或者一些外部的情况使得情境对自己越来越不利;一直到失业的那一年,他们的幸福感降到了最低点。失业之后,他们开始适应新的生活,逐渐习惯了更加节俭的消费等等,于是他们的满意度逐步回升。但是伴随着失业,可能也会有一些其他的倒霉事件,比如婚姻不和谐或者失去朋友,所以他们不能够恢复到失业前的快乐水平。即使后来他们找到了新工作,收入水平也和之前差不多,他们的生活满意度很可能仍然恢复不到原来的水平,其中部分原因是他们内心会有更强的不安全感,以及失业对他们自信心的打击。当然个体之间会有差异,有些人会恢复得更好,但是就像这幅图显示的,有相当一部分人的快乐设定点被改变了。这幅图中同样显示了丧偶的情况。和之前离婚的快乐感变化曲线类似,在丧偶之前几年人们的生活满意度开始逐渐下降,这可能显示了其配偶健康程度的恶化。在配偶去世的那一年中,这些人的生活满意度直线下降,这一点我们都能够理解。配偶亡故后这些人也开始进入适应的过程,他们的生活满意度逐步提高。但是这个适应的过程非常漫长,以至于即使在 5 年之后,他们中的大多数人仍未完全恢复到丧偶之前的生活满意度。实际上,他们要重新获得之前的快乐感,平均需要 8 年的时间。

因此,尽管很多情况下享乐跑步机帮助我们在长期中保持快乐感的稳定,但是其运作也是有限度的。笔者认为,人的幸福感水平大概可以看做有一半由我们的基因决定,在生活中发生的大多数事情会使得我们的幸福感短期地增加或者降低,但是随着时间的流逝最终会回到这个设定点上。当然有些事情给我们的生活带来的改变是如此的深刻,以至于有些人长期的幸福感可能也会受到它们的影响。

9.3 自我实现的生活方式

尽日寻春不见春,芒鞋踏破陇头云;归来笑拈梅花嗅,春在枝头已十分。

——宋·某尼悟道诗

在前两节中,我们首先反思了幸福感的不易改变的特性:幸福感的遗传性,以及"享乐跑步机"在长期中稳定我们情绪的作用。但是最后我们也得出结论:在生活中还是有很大的空间能够让我们改变自身的幸福感的,因为幸福感设定点的作用并非绝对。

因此,我们就可以水到渠成地对本书进行总结了:首先我们介绍了幸福感的概念,然后我们介绍了它的相关研究,让我们看到了哪些因素可能对幸福感有重要的影响。最后,我们看到尽管幸福感相当大的一部分是取决于遗传,但是生活中的事件是有可能对我们的幸福感产生相对长久的影响的。所以,我们理所当然地导出最终的结论:让我们利用本书中的知识,追求我们的幸福,共建一个和谐社会吧!

9.3.1 "追求幸福"背后的问题

且慢。

看到"追求幸福"几个字,你是否想到了什么? 我们在第一章中讲到幸福的哲学渊源时,曾经提到过,"追求幸福"这四个字暗含着在航海文明之下诞生的西方文明的逻辑:幸福是一种东西,它对我们是好的,因此我们应当去追求它。这种逻辑乍一看并无不妥,应该是合乎理性的选择。难道它有什么问题?

先来看一个案例。我们在上一章中介绍了很多弗兰克尔的理论,在这里我们又要看到他报告的一则治疗性神经症的案例。

病人是一位女性,来到我这里抱怨自己性冷淡的问题。病历上显示她童年时期曾经遭到过她父亲的性虐待。但是我认为实际上这个创伤性体验本身并没有直接导致她的性神经症。因此，尽管我知道短期的意义疗法能够解决她的问题，但是故意告诉她得在候诊的名单上等上几个月。在这个过程中，她不要再想自己能否体验性高潮这个问题，而应当把注意力集中于自己的伴侣身上，让两人之间的爱更加亲密。"向我保证，以后你再也不关心自己是否有性高潮，"我要求她，"我开始治疗你几个月之后，我们才能够再讨论这个问题。"几天之后，我预料到的事情就发生了：她回来对我说，她是第一次不关心自己是否体验到高潮，同时，那一次也是她第一次亲身体验到了性高潮。

根据弗兰克尔的分析，这位女士尽管有过创伤性体验，但是这些体验并不足以造成她现在的障碍。这位来访者读过很多精神分析的大众读物，因此她一直在担心自己的创伤性经历某一天会让她在性行为中付出代价。还记得我们在"乐观"那一章中提及的一个概念叫做"预测性焦虑"吗？焦虑源本身并没有足够的力量，但是对于这种焦虑的预期性焦虑使得人们陷入了一种恶性循环：这种担心使得她想要证实自己女性欲望的意愿过于强烈，并且使得她过度地把注意力放在自己身上而不是放在她的伴侣身上。这就严重地损害了性行为过程中的高潮体验。

当代积极心理学中也有研究以实证的手段验证了这种现象。舒勒（Schooler）等人在 2003 年做了一个实验。在研究中，主试把被试分为三组，这三组被试在不同的环境之下听斯特拉文斯基（Igor Feodorovich Stravinsky）的《春之祭》（Rites of Spring）。第一种条件是控制条件：被试单纯地听音乐；在第二种条件中，要求被试"让自己在听音乐的同时尽可能地快乐"；在第三种条件中，要求被试在听音乐的过程中调整一个量表上面的可移动的部分，来指出他们实时的快乐感。结果显示，控制组的被试尽管什么都没做——没有试图让自己变得快乐，也没有时刻关注自己是否快乐，但是他们最享受这段音乐。这个研究也说明了，"追求"幸福，或者不停地关注自身的幸福，可能会是一种南辕北辙的行为，而快乐感与低程度的自我关注有很大的联系。

看到这里，你是否已经意识到这两个例子的共同之处了呢？在第一个例子中，女来访者非常希望体验到高潮；在第二个例子中，实验组的被试们非常关心自己能否享受到音乐带来的快乐。在这两种情境下，快乐被当做人们所注意和意愿的一个对象（object）。这一过程耗费了我们的心理资源，扭曲了我们的真实生活体验，让我们远离自身的目标。

9.3.2　禅宗的启示

在这种"对象化"的过程中,我们往往会错失对于生命目标的本真体验和追求;换句话说,这种追求使得对象本身被异化了。这正是西方文明逻辑的一个不足之处。不过作为一个中国人,我们可以引以为豪的是,在我们的传统文化中有不少思想指出了对象化过程的缺陷,并且提出一种更大的智慧来化解这一问题。《金刚经》就是这样的一部经典著作。在《金刚经》中,最常见的句式之一就是"如来说 XX,即非 XX,是名 XX。"比如说,"如来说世界,即非世界,是名世界。"什么意思呢? 按照字面上的意思来说,如来佛说世界,它就又不是世界,这样才叫做世界。听上去还是很混乱,不妨这样理解:当我们说出"世界",并不是我们所理解的那个世界;而真正的世界,它可能既有我们所理解的那个世界,又有我们所未能认识的那个世界。也就是说,我们的认识能力是有限的,"XX"无论是什么具体的东西,它都仅仅是一个"名相"而已,我们永远都不应当执著于名相,而忘了那个事物本身。笔者认为,这个逻辑正是对于"对象化"的弊端的一剂良药。当然,经文中将这套逻辑贯彻到底,甚至认为这个逻辑本身也仅仅是名相而已,所谓"非法非非法""一切有为法,如梦幻泡影,如露亦如电,应作如是观。"《金刚经》中非常著名的蕴含深刻哲理的偈句还包括:凡所有相,皆是虚妄。若见诸相非相,即见如来。也就是说,名相都是虚妄的,当我们抛弃了名相,不再以一种对象化的方式看待这个世界,我们就见到了真理。《金刚经》揭示了表象世界一切皆空的哲理,告诉我们"应无所住,而生其心"。

禅宗中的一些比喻能够比较好地帮助我们理解这个问题。《金刚经》中就曾经以筏为喻:包括佛法在内的一切名相,都应当看做帮助渡向彼岸的工具,一旦达到了更高层次上的领悟,就应当抛弃这些名相。在《楞严经》中也有一个类似意思的比喻:"如人以手指月示人,彼人因指,当应看月。若复观指,以为月体,此人岂唯亡失月轮,亦亡其指。"意思是说,如果用手指着月亮给人看,那个人应该看月亮才对;相反,如果那个看月亮的人只看到了手指头,以为那就是月亮,那么这个人就没有看到所指的东西,没有领悟到真理。

好的,现在我们基本上搞清楚了:现在的生活中,"幸福"这个词被我们越来越多地挂在嘴边,因为它无疑是我们都想要的,而且有证据表明通过努力我们可以一定程度上争取到它。但是同时,另一方面我们又看到,如果我们咬定这个目标追求下去,其结果很可能是南辕北辙,最终错失了我们理想的人生,迷失了方向。那么我们究竟应该怎么做呢? 如果真的像《金刚经》所说的,完全"无所住",没有执念,会不会错失生活中更多美好的事物呢? 我们真的应该"大道无为"吗?

9.3.3　出路在哪里:人本主义心理学的答案

最后,让我们还是回到心理学研究的历史中寻找答案。

在 20 世纪七八十年代,积极心理学尚未兴起,那时候心理学界对于人的心理健康最为炙手可热的概念之一就是"自尊"了。应该说,当时对于自尊的研究和我们现在在对于积极心理学的研究有着同样的狂热,甚至有过之而无不及。从 70 年代到新世纪伊始,以自尊为主题的期刊论文的数量达到了 15 000 篇,可谓叹为观止,而且这一趋势并没有衰减的劲头。当时自尊这个概念也被认为是心理学家发现的一个大宝贝,就像是美国的社会心理学家鲍迈斯特(Baumeister)指出的那样,在 70 年代人们几乎可以断定自尊对于人类生活的每个方面都有因果影响。于是,在这种研究的热潮之下,人们开始着手进行自尊的干预。1986 年,加利福尼亚州立法成立了"提升自尊与个人社会责任感工作组",他们相信这样一个计划能够使得加州居民,主要是在学校的青少年的自尊提高,从而减少青少年犯罪、辍学、过早怀孕、毒品上瘾等其他的问题,降低对于福利系统的压力,从而获得财政收入上的巨大回报。

这种情况是不是非常类似今天我们对于"幸福"的痴迷呢? 接着往下看。其实我们也能猜到,这个工作组并没有人们所预想的神奇效果。鲍迈斯特在一篇报告中分析了相关的研究,发现自尊的作用是有限的——高自尊的人做事更具主动性,而且体验到更多积极的感受,这是他们证实自尊的两条积极作用,但也仅此两条而已。除此之外,他们没有找到证据来支持自尊干预计划能够带来好处的结论——无论是心理治疗中的干预还是学校中的教育计划。提高自尊的努力并没有让小学生的学习成绩提高,而且可能会起到反作用;高自尊也没有预防孩子们抽烟、喝酒、吸毒,或者过早进行性行为。

针对自尊干预计划的失败,人本主义流派的心理学家提出了他们的观点。在一篇名为《追求自尊的代价》的文章中,作者克罗克(Crocker)等人指出,追求自尊具有高昂的代价:它使人不再实现他们作为人类的基本需要。德西(Deci)等人曾经提出了自我决定理论(Self Determination Theory, SDT),该理论认为,人有三种需要实现的基本需要,即能力(Competence)、关联性(Relatedness)和自主性(Autonomy),这三种需要对于个体的成长、自我整合和幸福具有至关重要的作用。当人们追求自尊的时候,就牺牲了这些根本的需要,因而常常造成相反的结果。具体说来,当我们追求自尊,自尊很容易就成为一种负担,需要我们去保护和提高,因而我们就不再有足够的自主性去追求自己真正想要的生活;当我们追求自尊,我们就会害怕自己的自我价值会受到威胁,我们会逃避新鲜的、不确定的情境,从而不再能够勇敢地面对新挑战、学习新技能;当我们追求自尊,我们与他人的关系就成为了零和博弈,我们会逃避、责怪他人,更有攻击性,以及为自己寻找借口,因此我们寻求真正支持性的社会联结的能力就会受到损害。因此,德西等人最后总结了一句名言:"自尊问题的矛盾在于,那些有高自尊的人并不需要它,而那些需要它的人没有它。"

总结一下,自尊的研究告诉了我们这样一个道理:我们确实发现自尊和很多心理变量有一定的相关,但是这并不代表我们应该把它作为一个追求。因为我们一旦追求它,它就成为了一种负担,让我们远离生活的本真需求。这个结论和我们在幸福感上面遇到的问题何其相似!那么我们应该怎么做呢?人本主义心理学家给出的答案是,去发展那些你的生命中内在的需求,实现你固有的价值。上面已经说过,他们把这种潜能的实现总结为了三条:能力、关联性和自主性。作者认为,这三条可以作为我们的参考,但是每个人都可以有自己的答案。只要我们遵从自己的内心,踏踏实实地做最好的自己,就不会偏离人生的方向。本书所介绍的心理学知识帮助我们看清道路,但是最终向哪里去,只有我们每个人自己心里有数。

最后再回到本章开始的那首诗。这首诗讲的是,一位比丘尼穿着草鞋漫山遍野,苦苦地寻找着春天却得不到;某一天回到了出发的地方,手里还拈着冬日的梅花,却发现深深的春意已经在枝头怒放开来。或许当我们走过人生的旅途,在某一刻回首之时,才蓦然领悟,原来幸福已经不知不觉地来到我们身边。

本章小结

作为一本关于幸福感的书的最后一章,本章并没有顺水推舟地按照前面八章的思路进行总结,而是换到对立的角度进行思考:前面的结论对我们究竟意味着什么?我们应该按照那些研究结果去改变自己,从而提高自身的幸福感吗?

首先我们看到了遗传因素的强大作用:在我们幸福不幸福这个问题上,遗传因素有大约一半的决定权。也就是说,不论我们如何努力地追求,我们的幸福感有很大程度是在出生之前就被写在DNA密码当中了。如果我们更加微观地考察生活事件,我们会发现自己有着强大的适应能力:享乐跑步机常常让我们的幸福感回到一个"设定点"上去。

不过这些生理的因素所提供的信息也很有限:毕竟我们后天的经历能够决定

50％的幸福感，我们并不会因为那另外一半是被决定的就听天由命，无所作为。因此，可以说在改变自己的人生来获得幸福上面我们还是有相当的主动权的。

因此，在最后一节，我们讨论了应该如何使用这种"主动权"。我们看到追求幸福并不代表执著于某一种外在的标准，不在于满足某一种特定的需求，而是在于自我的完善，精神的成长，尽力去发挥我们内在的潜能，过上一种精神自足的生活。

附录：主观幸福感测验的解释

（引自《改变人生的快乐实验》，迪纳著，195～201页。）

测验 A：请计算测验 A 中 5 项的总分。

说明：

a 31～35 非常满意

b 26～30 满意

c 21～25 基本满意

d 20 中等；介于满意与不满意之间

e 15～19 基本不满意

f 10～14 不满意

g 5～9 极不满意

a 非常满意

你认为你的生活很好，对周围的一切都很满意——工作、休闲、人际关系，以及健康状况都很好。你并不认为自己的生活是完美的，却是非常有益的。

b 满意

你的生活很有益，但是仍希望在某方面取得进步。你经常感到快乐，并对自己的生活很满意。

c 基本满意

你感觉自己的生活较好，不过也希望在某些领域取得进步。你生活中的某些方面需要改善，或者大多数方面较好，但目前还没有达到自己期望的水平。

d 中等；介于满意与不满意之间

你的生活中有好有坏。好的事情和需要改善的事情数量基本相当。事情并不糟，但也没有你期望的那样好。

e 基本不满意

如果你的生活满意度近来由于某些糟糕事件而下降，那么这个分数不具有代表性。然而,如果你的分数始终在这个较低的范围之内,那么你应该寻找原因并采取措施,提高你的生活满意度。或许,你的生活中存在着令你不快但又无法改变的事情,那么,何不尝试着改变自己的期望值? 如果你的生活正在慢慢改善,并且你对未来充满了信心,那么不用过分担心。

f 不满意

生活满意度如此之低,你应该考虑如何改善这种状况,必要时可以寻求心理咨询师的帮助。或许你正在经历暂时的糟糕事件,那么,不用为分数担心。然而,如果不是这样,如此低的分数表明你需要尽快改善生活中的某些方面。

g 极不满意

或许,近来某些非常糟糕的事情影响了你当前的生活满意度。然而,如果你的生活满意度在一段时间内始终介于此范围,那么你需要改变生活中的某些方面,或者需要通过他人的帮助(包括专家)改善这种情形。许多事情或许是完全错误的,你需要尽一切努力扭转自己的生活局面。

影响生活满意度的因素

对大多数人而言,生活满意度取决于生活中的主要方面,比如人际关系、健康状况、工作情况、收入、精神状态,以及休闲活动。当一个人在其中一个方面做得不好时,整个生活满意度都会受到影响。生活满意度较高的人通常拥有关系密切且互相帮助的家人和朋友、浪漫的情人(尽管这不是绝对的)、有益的工作、充分的休闲时光和良好的健康;他们感觉到生活是有意义的,有非常重要的目标等待着他们去实现。生活满意度较高的人通常没有不良嗜好,比如赌博、吸毒或酗酒。

生活满意度调查的前 3 项主要关注人们当前的生活,而后 2 项则强调以前的生活。一些人在前 3 项测试中分数较高,而在后 2 项测试中分数较低。这表明,他们的生活状况现在得到了改善,但是仍旧对以前的生活感到不满意。如果与此相反,则表明,他(她)认为过去比现在好。因此前 3 项与后 2 项分数之间的差异可以表明,一个人的生活状况究竟是提高还是下降。

测验 B

(1) 快乐的情感:将第(1),(3)、(5)、(6)、(7)、(10)、(14)和(16)这 8 项的分数相加,并将总分填于此处:_____

(2) 不快乐的情感:将第(2)、(4)、(8)、(9)、(11)、(12)、(13)和(15)这 8 项的分数相加,并将总分填于此处:_____

快乐的情感

8～13 极少的快乐情感

14～18 非常少的快乐情感

19～23 少

24～27 中等

28～30 多

31～35 非常快乐

36～40 极多的快乐情感

不快乐的情感

8～11 极少的不快乐情感

12～16 非常少

17～20 少

2l～25 中等

26～28 多

29～31 非常不快乐

32～40 极多的不快乐情感

快乐平衡感

除了测试快乐和不快乐分数,还可以比较两者之间的关系,我们称之为"快乐平衡",即用你所感受到的快乐的分数减去不快乐的分数。将得到的数值填在此处：

平衡感得分

24～32 非常快乐

16～23 快乐

5～15 基本快乐

4～－3 中等;介于快乐与不快乐之间

－4～－12 基本不快乐

－13～－23 非常不快乐

－24～－32 极其不快乐

单个情感项目

除了总分和平衡分数之外,我们也可以测试单个项目的分数。

如果你大多数情况下并未感受到乐观、积极或快乐等情感,而只是偶尔有这种感觉,那么你应该找出原因;如果你只是偶尔感到有压力,那么不用担心,偶尔产生"沮丧"和"愤怒"的情感通常是有益的。

你的某一单项情感是否引起了自己的特别关注？是否有某种情感很少出现？

如果你在大多数情况下感到积极和乐观,那么这是一个很好的预兆。当你测试负面情感时,是否感受到某些负面情感经常出现？如果你经常感到害怕、愤怒、悲伤、沮丧或压力,是否应该采取一些措施来减少这种会影响快乐感和日常活动的负面情感？

影响快乐感的因素

从某些方面来说,我们快乐和不快乐的程度取决于我们自身。一些人缺乏积极向上的情感,仅仅是因为他们属于"低调的"人。但是,请记住思考方式和生活方式确实可以影响到我们的情感状态,我们可以通过自身的努力增加快乐的情感。当一个人不快乐的情感等于或超过快乐的情感时,我们应该给予充分的关注;如果一个人的快乐情感适中,而不快乐情感相当低时,表明他或她不是一个感性的人,但仍感到快乐;当一个人的快乐情感和不快乐情感得分都很高时,说明他或她两方面感情都很丰富。

快乐感统计

根据你在上述测试中的得分,在下表中 3 项快乐感衡量标准后标注出来。

精神财富的组成		非常不快乐	很低	低	平均	高	很高	非常高
生活满意度		(5~9)	(10~14)	(15~19)	(20)	(21~25)	(26~30)	(31~35)
快乐情感	积极情感	(8~13)	(14~18)	(19~23)	(24~27)	(28~30)	(31~35)	(36~40)
	消极情感	(32~40)	(29~31)	(26~28)	(21~25)	(17~20)	(12~16)	(8~11)

(测验 A、B 表见正文第 12 页。)

参考文献

埃德·迪纳,罗伯特·迪纳.(2010).《改变人生的快乐实验》.江舒译.北京:中国人民大学出版社.

芭芭拉·弗雷德里克森.(2010).《积极情绪的力量》.王珺译.北京:中国人民大学出版社.

白雪.(2011)."古代中国和希腊幸福观对比研究".《山西农业大学学报(社会科学版)》,10,1280—1283.

丹·艾瑞里.(2008).《怪诞行为学》.赵德亮,夏蓓洁译.北京:中信出版社.

高良,郑雪,严标宾.(2010)."幸福感的中西差异:自我建构的视角".《心理科学进展》,18,1041~1045.

鸠摩罗什译.《金刚般若波罗蜜经》.取自网络.

牛京辉.(2002).《从快乐主义到幸福主义——J. S. 密尔对边沁功用主义的修正》.《湖南社会科学》,6,28~31.

冉俐雯.(2010)."乐观".见 刘翔平(编),《当代积极心理学》.北京:中国轻工业出版社.

路斯·哈里斯.(2008).《幸福是陷阱?》吴洪珺等译.上海:华东师范大学出版社.

马丁·塞里格曼.(2010).《真实的幸福》.洪兰译.北京:万卷出版公司.

马克·威廉姆斯,约翰·蒂斯代尔,津戴尔·塞戈尔,乔·卡巴金.(2009).《改善情绪的正念疗法》.谭洁清译.北京:中国人民大学出版社.

马克思·韦伯.(1986).《新教伦理与资本主义精神》.彭强译.成都:四川人民出版社.

尼采.(2007).《查拉图斯特拉如是说》.钱春绮译.北京:三联书店.

索尼娅·柳博米尔斯基.(2009).《幸福多了40%》.闻萃译.上海:华东师大出版社.

泰勒·本—沙哈尔.(2009).《幸福的方法》.汪冰,刘骏杰译.北京:当代中国出版社.

威廉·詹姆士.(2002).《宗教经验之种种——人性之研究》.唐钺译.北京:商务印书馆.

维克托·E·弗兰克尔.(2003).《追寻生命的意义》.何忠强,杨凤池译.北京:新华出版社.

谢天,周静,俞国良.(2012)."金钱启动研究的理论与方法".《心理科学进展》,20,918—925.

邢占军,黄立清.(2004)."西方哲学史上的两种主要幸福观与当代主观幸福感研究".《理论探讨》,1,32~35.

亚里士多德.(2003).《尼各马可伦理学》.廖申白译注.北京:商务印书馆.

张荣.(2003)."奥古斯丁的基督教幸福观辨正".《哲学研究》,5,76~82.

张清.(2005)."托马斯·阿奎那幸福观辨析".《宗教学研究》,2,167~170.

庄子.取自网络.

Baumeister, R. F., Campbell, J. D., Krueger, J. I., Vohs, K. D. (2003). Does High Self-Esteem Cause Better Performance, Interpersonal Success, Happiness, or Healthier Lifestyles? *Psychological Science in the Public Interest*, 4, 1~44.

Crocker, J., & Park, L. E. (2004). The costly pursuit of self-esteem. *Psychological Bulletin*, 130, 392~414.

Dunn, E. W., Aknin, L. B., Norton, M. I. (2008). Spending Money on Others Promotes Happiness. *Science*, 319, 1687~1688.

Holland, J. L. (1973). *Making vocational choices: A theory of careers*. New Jersey: Prentice Hall.

Hsee, C. K., Yang, A. X., Wang L. (2010). Idleness Aversion and the Need for Justifiable Busyness. *Psychological Science*, 21, 926~930.

Fromm, E. (2000). *The Art of Loving*. New York: Harper Perrenial.

Kesebir P., Diener E. (2009). In Pursuit of Happiness: Empirical Answers to Philosophical Questions. In Diener E. (Ed.) *The Science of Well-Being: The Collected Works of Ed Diener* (pp. 59~74). New York: Springer.

Moore, A. (1995). *Watchmen*. New York: DC Comics.

Philip, M. (2010). *The 106-year-old virgin*. Retrieved from http://www.thescottishsun.co.uk/scotsol/homepage/news/3124756/Isa-Blyth-is-the-

106-year-old-virgin. html? print=yes

Ryan, R. M. , & Deci, E. L. (2004). Avoiding death or engaging life as accounts of meaning and culture: Comment on Pyszczynski et al. (2004). *Psychological Bulletin*, 130, 473~477.

Simons, D. J. , Levin, D. T. (1998). Failure to detect changes to people during a real-world interaction. *Psychonomic Bulletin & Review*. 5, 644~649.

Simons, D. J. , Chabris, C. F. (1999). Gorillas in our midst: sustained inattentional blindness for dynamic events. *Perception*, 28, 1059~1074.

Weingarten, G. (2007—4—8). *Pearls Before Breakfast*. Washington Post. Retrieved from http://www. washingtonpost. com/wp-dyn/content/article/2007/04/04/AR2007040401721. html

后　记

"在干什么?"

"虚耗时间。"他眨了眨眼睛,"八点多就醒了,到现在什么都没干,就一直躺着。我觉得从小到大活了二十多年,有十年都是这么虚耗过去的。"

回答的是我的一位大学同学。毕业后,他到一家公司上班。那段时间他借住在我们的研究生宿舍里。这是一个寻常的周六早上,九点多钟,我起床后看到他一直躺在床上,睁着眼睛发呆,于是就有了上面的对话。

他不是很富有但也不贫穷,衣食无忧,在工作之余经常去看电影、看话剧;他不是很开心但也不抑郁,很喜欢和朋友们踢球、吃饭,但在其他时候常常百无聊赖。他的精神状态,反映着我们当今社会中很大一部分人的困扰。中国高速的经济增长让很多人过上了看上去不错的生活,但这种生活似乎还是缺少些什么。越来越多的人陷入了平克·弗洛伊德(Pink Floyd)那首脍炙人口的歌曲所描述的境况——"舒适的麻木"(Comfortably numb);或者更甚,用梭罗(Thoreau)的话来说,是"平静而绝望的生活"(Lives of quiet desperation)。

面对这种境况,传统的临床心理学无能为力。我们需要的不是告诉人们怎么才能远离我们不想要的生活;我们需要的是一种积极的引导,告诉人们如何做才能更好地实现自己想要的生活。我们需要的不是越来越多的物质满足,而是一种崭新的生活方式。

积极心理学还很年轻,但我相信它会越来越多地为我们提供答案,帮助我们过上更好的生活。在中国,这依然任重而道远,但我对于它改变我们社会的潜能充满乐观。我相信幸福感将会成为新的时代精神,而我为自己能够在这个过程中贡献自己的一份力量而感到荣幸。